Hirscher · Kirchmair
Die wunderbare Kraft der
adaptogenen Pflanzen

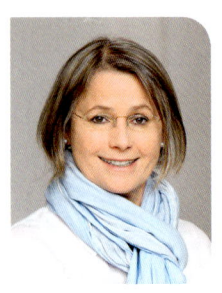

Petra Hirscher M. A. hat Literaturwissenschaft studiert und arbeitet als Texterin und Autorin in Augsburg. Seit über 20 Jahren blickt sie gerne hinter die Kulissen und vermittelt ihre Erkenntnisse in praxisnahen Sachbüchern. Die adaptogenen Pflanzen faszinieren sie besonders: Sie sind fest in der Welt des traditionellen Heilwissens verankert und wirken unmittelbar positiv auf unser modernes Leben ein.

Dr. med. Richard Kirchmair ist Humanmediziner und Facharzt für Hals-, Nasen- und Ohrenheilkunde in Augsburg. In seiner Privatpraxis verbindet er moderne Schulmedizin mit dem wissenschaftlich gesicherten Erfahrungsschatz der Naturheilverfahren, der Alternativmedizin, der Traditionellen Chinesischen Medizin und der Traditionellen Europäischen Medizin.

Petra Hirscher · Dr. med. Richard Kirchmair

Die wunderbare Kraft der adaptogenen Pflanzen

Die besten Rezepte gegen Stress, Müdigkeit und innere Unruhe

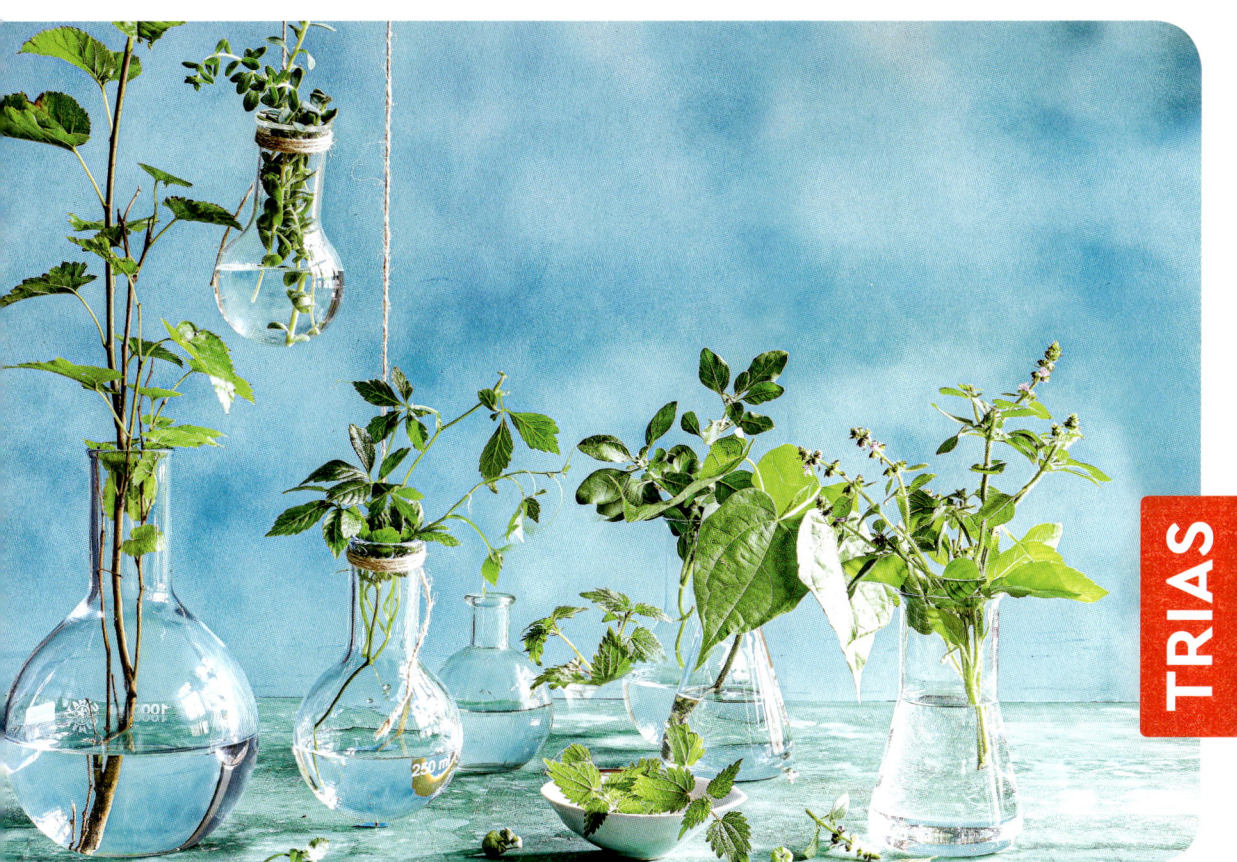

TRIAS

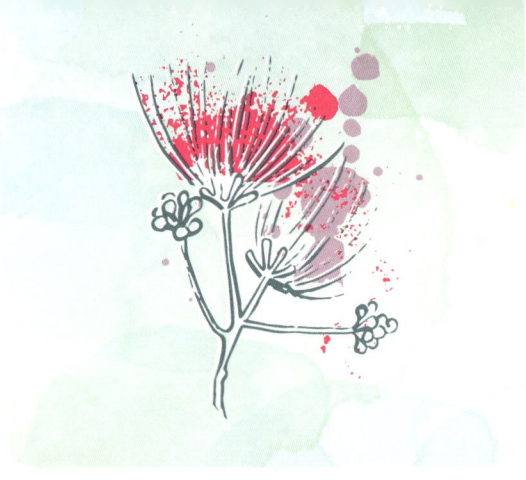

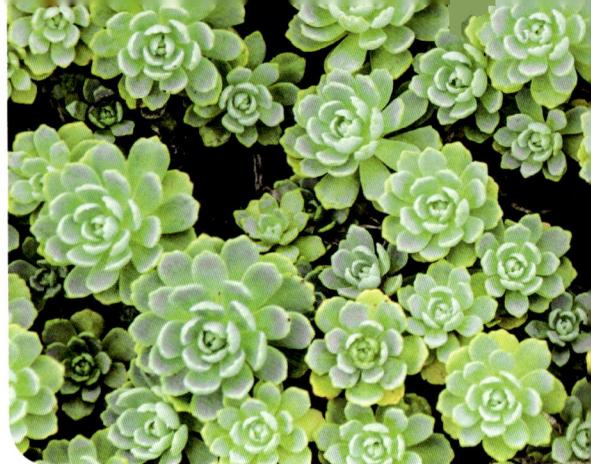

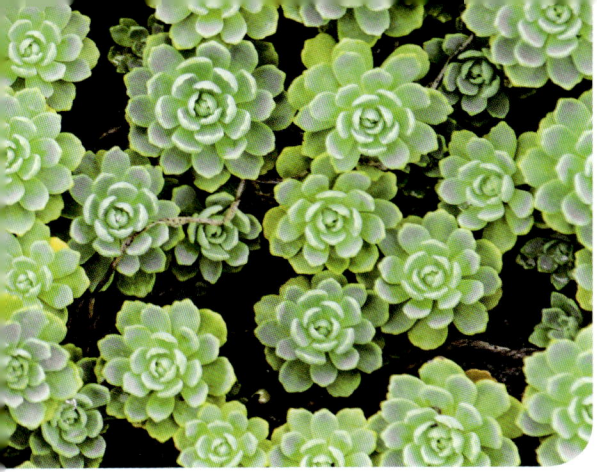
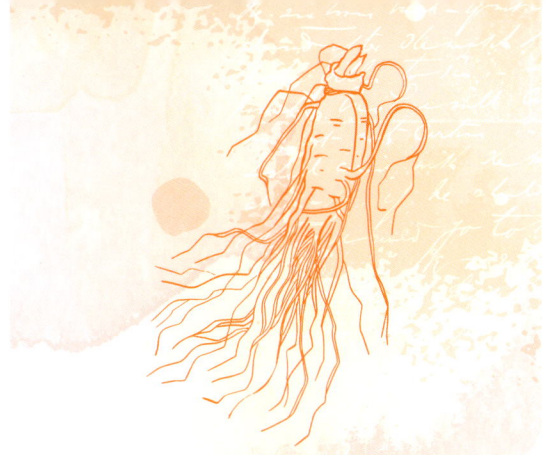

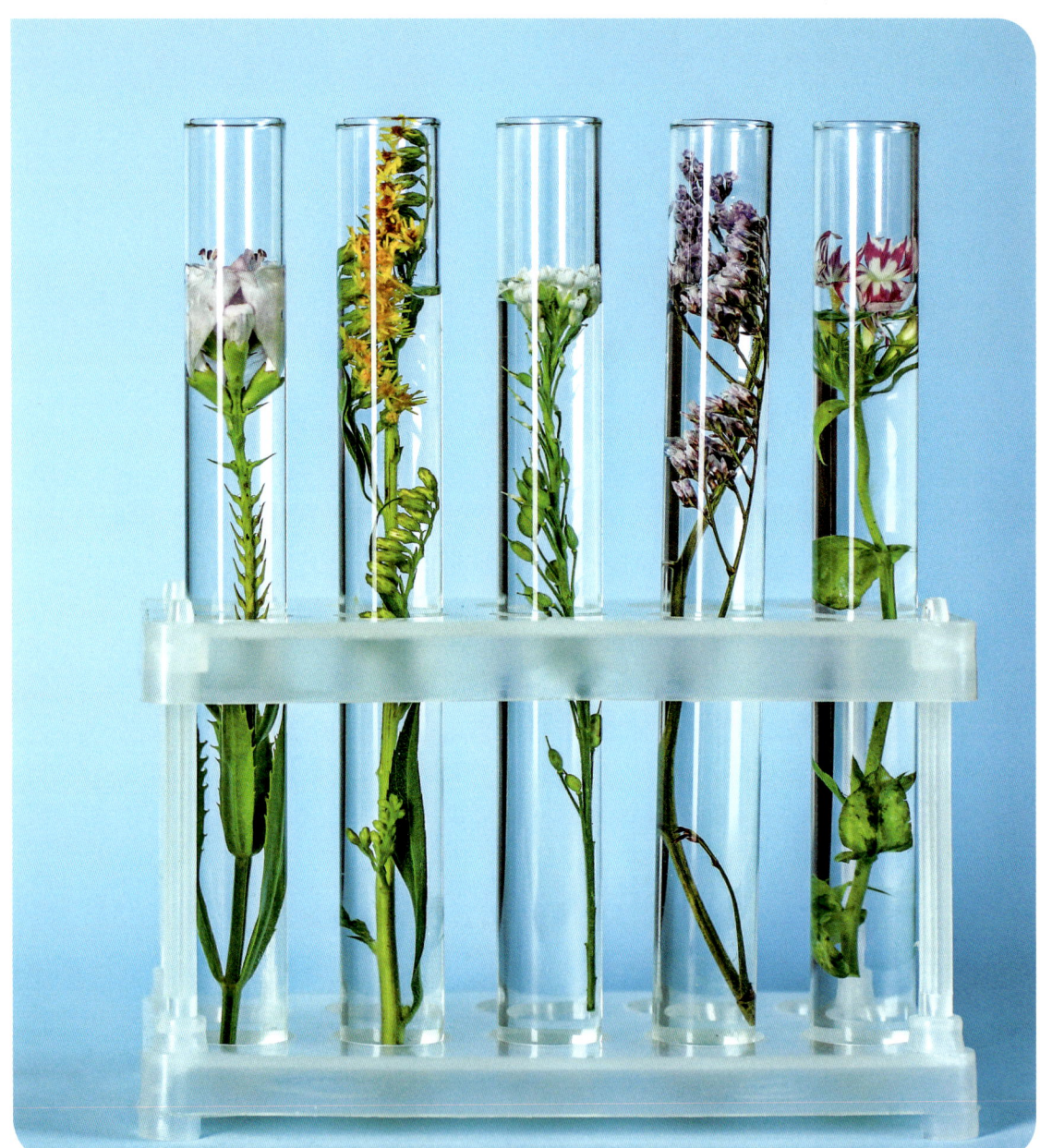

Liebe Leserin,
lieber Leser,

sind Sie gestresst? Fühlen sich ausgebrannt? Dann sollte eine Tasse Kaffee Sie möglichst sofort wieder fit machen.

Aber: Vergleicht man Koffein mit einer Landkarte, die uns Erschöpfte von Punkt A »schläfrig« nach Punkt B »hellwach« führen soll, dann funktionieren Adaptogene wie ein ganzes GPS-System. Es findet nicht nur heraus, wo wir sind, sondern führt uns geradewegs dorthin, wohin wir gehören: zur Ausgeglichenheit.

In diesem Buch wollen wir Sie für eine Naturmedizin begeistern, die sowohl anregend als auch kräftigend und beruhigend ist. Und, was uns besonders am Herzen liegt, die Sie sich selbst zubereiten können.

Dazu analysieren wir, wann der ganze Stress anfing. Wir erklären, was adaptogene Pflanzen sind, zeigen Ihnen deren Wirkweise und verknüpfen traditionelles Wissen mit modernen Erkenntnissen. Sie werden die wichtigsten Adaptogene kennenlernen und sogar entdecken, wie Sie sie bei sich zu Hause anbauen können.

Lassen Sie sich in über 140 Anleitungen und Rezepten zu Tinkturen, Tees und vielen Köstlichkeiten für Körper und Seele verführen, mit deren Hilfe Sie künftig in jedem Chaos gelassen bleiben.

Ihr Richard Kirchmair, Ihre Petra Hirscher

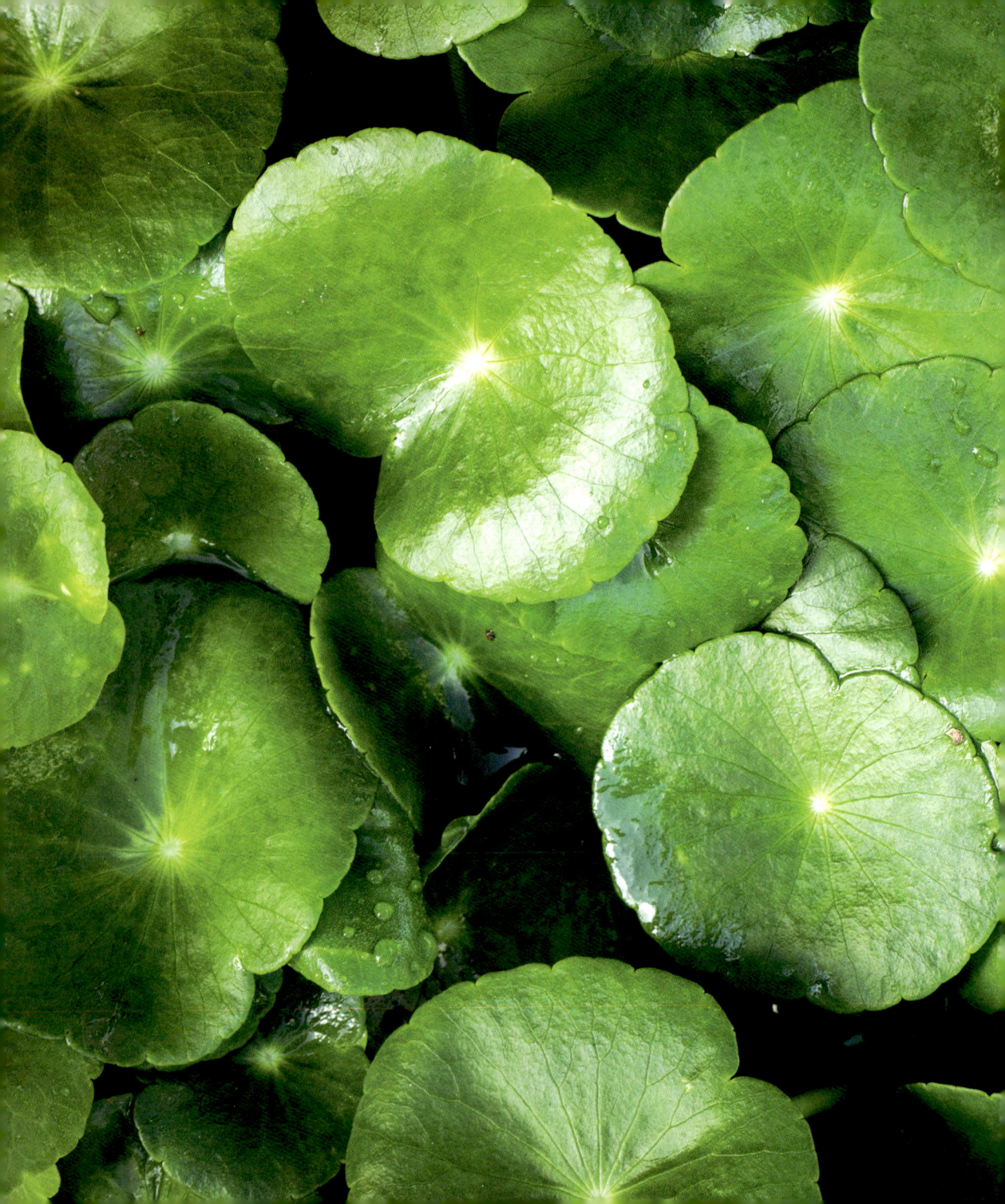

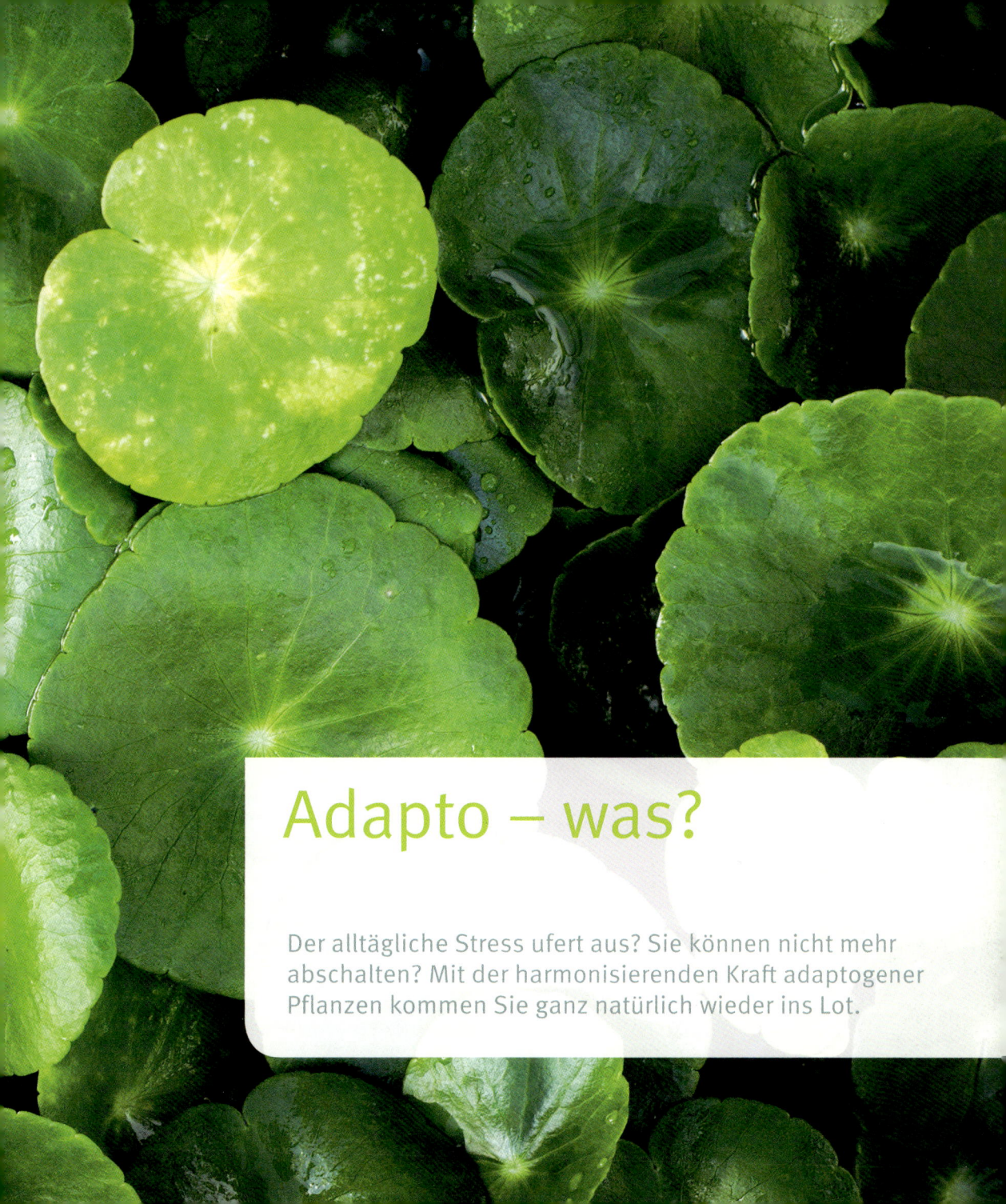

Adapto – was?

Der alltägliche Stress ufert aus? Sie können nicht mehr abschalten? Mit der harmonisierenden Kraft adaptogener Pflanzen kommen Sie ganz natürlich wieder ins Lot.

Das ist Stress

Stress passiert nicht. Stress ist die Art, wie wir auf Dinge reagieren – in unserem Kopf und mit dem Körper. Auf plötzliche Gefahr wie auf dauerhafte Herausforderung.

Unerwartet schert das Auto vor Ihnen aus, Sie bremsen blitzschnell ab, kein Unfall passiert: tolle Reaktion – von Ihnen und von Ihrem Körper. Denn als Antwort auf diese besondere Bedrohung beschert er uns akuten Stress und schüttet Hormone aus, wie zum Beispiel Adrenalin. Das gibt uns den extra Energieschub für kurzzeitige, spezielle Leistungsfähigkeit, für den Überlebensreflex.

Die Definition von Stress

Stress ist das Ungleichgewicht zwischen Belastungen und Möglichkeiten, sie zu bewältigen. Stress ist die allgemeine Reaktion des Körpers auf jede Art von Anforderung und wird definiert als ein Zustand der Alarmbereitschaft des Organismus, der sich auf eine erhöhte Leistungsbereitschaft einstellt. Die Weltgesundheitsorganisation WHO erklärte Stress zu einer der größten Gesundheitsgefahren des 21. Jahrhunderts und prognostiziert, dass im Jahr 2020 jede zweite Krankmeldung auf Stress zurückzuführen sein wird.

Kämpfen oder flüchten

Die Anfänge der wissenschaftlichen Stressforschung gehen auf Walter Bradford Cannon (1871–1945) zu Beginn des

20. Jahrhunderts zurück. Der US-amerikanische Physiologe – die Physiologie befasst sich mit den natürlichen Lebensvorgängen und den Funktionsweisen des Organismus – forschte im Ersten Weltkrieg über traumatische Schock- und Notfallfunktionen besonders im Hinblick auf traumatisierte Soldaten.

Fight-or-Flight In Tierversuchen wies er die Fight-or-Flight-Reaktion nach. Sie besagt, dass der Organismus bei akuter Bedrohung imstande ist, enorme Energiereserven zu aktivieren, und für den Gegenangriff oder für die Flucht seinen gesamten Stoffwechsel auf maximale Muskelarbeit umstellt.

Alles auf Start

Hätten Sie gedacht, dass der Begriff »Stress« eigentlich aus den Materialwissenschaften stammt? Dort bezeichnet er die Kräfte und Belastungen, die auf einen Stoff wie Metall oder Glas einwirken und ihn verformen können, etwa Druck, Kraft oder Temperatur. Das zugrundeliegende lateinische Verb »stringere« bedeutet »zusammendrücken«, »zusammenziehen«.

Der österreichisch-kanadische Mediziner und Biochemiker Hans Selye (1907–1082) führte 1936 den Begriff »Stress« in die Medizin und Biologie ein. Er verwendete ihn, um damit die Auswirkungen von Belastungen auf lebende Körper zu beschreiben, und sprach von Stress, wenn der Körper auf einen Reiz mit Aktivierung reagierte. Für Seyle war Stress ein Adaptionsmechanismus im Umgang mit Belastung. Er unterschied zwischen dem als positiv erlebten Eustress und dem belastenden Disstress.

Allgemeines Anpassungssyndrom

Wohin mit den mobilisierten Energien? Im modernen Alltag können wir so gut wie nie mit Kampf oder Flucht auf eine als negativ empfundene stressige Situation reagieren. Wir fühlen uns leistungsschwach und erschöpft. Der Stress wird zum Gesundheitsrisiko.

Bei Versuchstieren, die Seyle verschiedenen äußeren Einwirkungen wie etwa großer Kälte aussetzte, beobachtete er ein stets gleich verlaufendes Muster von drei Phasen:

- Phase eins ist die Alarmreaktion, die Antwort des Körpers auf einen Stressreiz;
- Phase zwei ist der Widerstand, der Körper wird durch erhöhten Widerstand auf Normalniveau gehalten;
- Phase drei ist die Erschöpfung, die Abwehr bricht zusammen.

Dieses Phänomen der immer gleichen Antwort des Körpers auf Stress nannte Seyle »Allgemeines Anpassungssyndrom« – AAS. Im schlechtesten Fall kann sich der Organismus immer weniger an die Belastung anpassen und erkrankt an einer Stresskrankheit.

Das uralte Notfallprogramm

Früher war das alles einmal recht einfach. Kam die drohende Gefahr etwa in Form des Säbelzahntigers, kämpften oder rannten unsere Vorfahren um ihr Leben. Der Körper machte mobil für Angriff oder Flucht: Das ist die Fight-or-Flight-Reaktion. In günstigen Steinzeitmomenten gelang es damit, dem Säbelzahntiger zu entkommen oder sogar ihn zu töten.

Schema F Bei Fight und Flight verläuft es im immer gleichen Ablauf. In der Alarmphase beschleunigen sich Herzschlag und Atmung, die Muskulatur ist im Anspannungsmodus. In der darauffolgenden Phase, in der es um Handeln oder Widerstehen geht, werden die bereitgestellten Energien verbraucht – für Angriff oder Flucht. Ist die Gefahr vorbei, füllen sich in der Erholungsphase die Energiespeicher wieder auf und wir regenerieren uns.

Wir wittern Gefahr

Was den Homo sapiens auf Trab hielt, hat sich seit der Steinzeit nicht geändert. Sobald wir eine Situation als bedrohlich einordnen oder wir sie als stressig empfinden, folgen unsere Reaktionen dem evolutionären Muster. Eine Kaskade von Gefühlen, Anspannung und Hormonausschüttungen aktiviert jene Alarmanlage, die Mediziner als sympathisches Nervensystem bezeichnen und die entscheidend für die Anpassung des Organismus an alle

Herausforderungen ist, die an ihn gestellt werden.

Die Wahrnehmung ist Prozess und Ergebnis in einem. Aus den Umweltreizen und unseren inneren Zuständen filtern wir unbewusst und bewusst Informationen und bilden daraus einen neuen Gesamteindruck. Die Informationsverarbeitung ist so rasant, dass wir sofort auf Gefahren reagieren können. Diese Schnelligkeit bei Kampf oder Flucht war für unsere Vorfahren überlebenswichtig.

Die Stressreaktion läuft ab

1. Das Gehirn kann als der riesige Speicher unserer gesammelten Erfahrungen blitzschnell erkennen, wann es für uns brenzlig wird und ob eine Stressreaktion blitzschnell angestoßen und gesteuert werden sollte. Die Stressreaktion entspringt dem limbischen System, einem stammesgeschichtlich sehr alten Teil des Gehirns, das aktivierende Reize an den Hypothalamus, die Schaltzentrale im Zwischenhirn, schickt.
2. Dieser schüttet Hormone aus, die wiederum die Hirnanhangdrüse aktivieren und den Sympathikus stimulieren. Der aktiviert Körperfunktionen, die den Körper unwillkürlich in erhöhte Leistungsbereitschaft versetzen.
3. Das Nebennierenmark steigert sofort die Ausschüttung von Noradrenalin, Adrenalin und Kortisol – alles Botenstoffe, die sonst in geringer Konzentration in unserer Blutbahn kreisen und jetzt helfen, das Letzte aus den Organen herauszuholen.
4. Puls und Blutdruck steigen. Blut wird verstärkt dorthin gepumpt, wo es benötigt wird – vor allem zu den Muskeln und zum Gehirn, wo nun mehr Energien freigesetzt werden.
5. Die Atemfrequenz steigt, damit mehr Sauerstoff in den Körper gelangt. Gleichzeitig beginnt man an Händen und Füßen zu schwitzen und der Mund wird trocken.
6. Der Magen-Darm-Bereich stellt die Verdauungsarbeit ein, ein flaues Gefühl stellt sich ein.
7. Der Blutgerinnungsfaktor nimmt zu und unsere Schmerztoleranz erhöht sich kurzfristig.
8. Nun ist unsere komplette Energie gesammelt und wir sind zum Kampf oder zur Flucht bereit.

Stress lass nach

Der Sympathikus regelt also die Stressreaktion des Körpers und wird bei erhöhter
körperlicher und psychischer Belastung
aktiviert. War der Kampf erfolgreich oder
ist die Flucht geglückt, aktiviert der Körper den Gegenspieler Parasympathikus.

Dieses Regulationssystem fährt den
Organismus wieder herunter. Es sorgt
dafür, dass wir uns entspannen und neue
Energie tanken können. Sobald es aktiv
ist, sinken Herzfrequenz und Blutdruck,
die Pupillen und Bronchiolen werden
verengt, gleichzeitig wird die Verdauung
angeregt. Ruhe kehrt ein.

Unser Stress und seine Qualität

Wenn der Pegel auf der Stressskala steigt,
dann wandert er von »mild« und »kurzzeitig« bis zu »extrem« und »langanhaltend«,
aber auch von »negativ« zu »positiv«.

Eustress ist die »die Würze des Lebens«
und macht Lust auf mehr. Die Versöhnung
mit dem Ehepartner, eine Gehaltser-
höhung oder die Freude auf den neuen
Job: Bei kurz andauernden Belastungen,
kontrollierbaren Herausforderungen oder
Situationen, die wir annehmen können
und meistern wollen, wirkt der Stress po-

sitiv. Dieser Eustress (von griech. »eu« für
für »gut«, »wohl«) hilft uns, die Leistungsfähigkeit zu steigern. Er erleichtert uns
die Anpassung an die Umgebung, fördert
das Wohlbefinden und ist eine positive
Kraft in unserem Leben.

Konnten wir nach der Stresssituation
die freigesetzte Energie verbrauchen,
entspannt sich unser Körper und das
Hormonsystem reguliert sich wieder.

Disstress ist wie permanentes Unter-
Strom-Stehen und macht krank. Sind die
Belastungen dauerhaft oder vermeint-
lich unkontrollierbar, wird der Stress zu
negativem Stress, zum Distress (engl.
»distress« für »Leid«, »Bedrängnis«). Wir
empfinden ihn als unangenehm, bedrohlich oder überfordernd.

Was stresst uns da eigentlich?

Sie kommen zu spät zur Arbeit, weil der
Verkehr so dicht ist. Es regnet, aber Sie
haben den Regenschirm vergessen. Ihr
Kind übergibt sich in der Schule und Sie
müssen Ihre Mittagspause opfern, um es
nach Hause zu bringen. Ihr alter Hund
pinkelt auf den guten Teppich. Kaum sind

wir im Stress, schrumpft unsere Welt, gerade so, als ob wir Scheuklappen tragen würden: Starren Blickes sind wir nur auf den einen unangenehmen Punkt fixiert, der unsere Aufmerksamkeit komplett in sich aufsaugt. Was passiert mit uns?

Stressoren

Schönheit liegt im Auge des Betrachters: Das lässt sich problemlos auf stressauslösende Reize übertragen. Das klingt trivial, ist aber so.

Wir Menschen entscheiden selbst, ob und wie stark wir auf Stress reagieren. Das geschieht in der Regel meist vollkommen automatisch. Reize, die wir als unangenehm oder als bedrohlich wahrnehmen, versetzen uns in Alarmbereitschaft: Innere oder äußere Reize lösen diesen Stress bei uns aus.

Ob ein Reiz stressig ist, hängt von seiner Art und Intensität ab und vor allem davon, wie wir ihn bewerten. Männer sehen beispielsweise ihren Beruf am häufigsten als Stressauslöser, Frauen sagen überdurchschnittlich oft, dass sie sich mit ihren Ansprüchen an sich selbst unter Druck setzen. Und auch, dass ihre Männer sie stressen, was wir ja schon immer geahnt haben. Was sie auch sein mögen: Stressauslösende Reize werden als Stressoren bezeichnet.

Die persönliche Einschätzung

1974 entwickelte der Psychologe Richard Stanley Lazarus (1922–2002) ein Modell, das die Forschung der Stresssituationen revolutionierte. Seiner Ansicht nach war Stress das Ergebnis einer Beziehung zwischen Person und Umwelt und so bedeutet das transaktionale Stressmodell: Es sind nicht die Reize oder Situationen und ihre objektive Beschaffenheit, die für die Stressreaktion von Bedeutung sind, sondern unsere subjektive Bewertung der Situation und die Einschätzung der eigenen Möglichkeiten zur Bewältigung. Folgende Aspekte unterfüttern dabei unsere Bewertung:

1. Ist die Situation für mich wichtig oder unwichtig, relevant oder gar bedrohlich? Betrifft mich das? Was steht für mich auf dem Spiel?
2. Kann ich sie kontrollieren oder nicht? Was kann ich dagegen tun?

Die Hitliste der Stressoren

Auslöser für Stress können Situationen, Personen und die persönliche Einstellung sein. Wir halten die folgenden drei Kategorien von Stressauslösern fest.

Makrostressoren Sie sind die katastrophalen, andauernden und tiefgreifenden Stressoren. Denken Sie dabei an Naturkatastrophen, Terroranschläge oder eine Rezession. Diese Auslöser erschüttern tief, die Auswirkungen halten lange an.

Lebensereignisse Die Tochter verlässt das Elternhaus, eine nahestehende Person stirbt plötzlich, der Wechsel vom Job in die Rente erfolgt: Ereignisse, die von uns die umfangreiche Umstellung unserer Pläne und Routinen verlangen, gelten als kritische Lebensereignisse oder Lebensumstände. Sie sind zwar räumlich und zeitlich begrenzt, belasten uns jedoch subjektiv stark.

Mikrostressoren Da gibt es den kleinen Alltagsärger mit verlegten Dingen, Verspätungen bei Verabredungen oder dauernden Reibereien in Familie oder Nachbarschaft, Unzufriedenheit im Job, Lärm, Haushalt oder Partnerschaftsprobleme. Diese Unannehmlichkeiten schaffen es in der Summe »das Fass zum Überlaufen« zu bringen. Für sich betrachtet, ist die einzelne Belastung nicht schädlich – doch durch ihr chronisches Auftreten können

gerade die Mikrostressoren gefährlich werden.

Die Stressskala

Lässt sich das Ausmaß von Stress messen? Ja, mithilfe der Social Readjustment Rating Scale (SRRS). 1967 entwickelten die US-amerikanischen Psychiater Thomas Holmes und Richard Rahe von der medizinischen Fakultät der Universität Washington diese Skala. Auf der Basis einer Untersuchung von 5 000 Menschen, die aufgrund von zu viel Stress erkrankt waren, konnten sie 43 Ereignisse zusammenstellen, denen jeweils ein bestimmter Stresswert als Punktzahl zugeordnet wurde. Bei 0 bis 150 Punkten auf der Skala ist alles im grünen Bereich, über 300 Punkte signalisieren ein erhöhtes Risiko, durch Stress zu erkranken. Bis heute ist die SRRS das am häufigsten eingesetzte Verfahren der Life-Event-Forschung, die ein Teilgebiet der Stressforschung ist.

Mehr Kompetenz in Sachen Stress

Der menschliche Organismus antwortet also auf einen Stressor mit seiner körperlichen Stressreaktion. Sie durchläuft vier verschiedene Ebenen: die kognitive, die emotionale, die vegetativ-hormonelle und die muskuläre Ebene. Je nach Auslöser kann die Reaktion in den Bereichen unterschiedlich stark ausfallen. Dauerstress hat in allen Bereichen chronische Folgen.

- Die kognitive Ebene bezieht sich auf alle geistig-gedanklichen Vorgänge vom »Das geht schief!« bis zum Blackout mit völliger Leere im Kopf.
- Die emotionale Ebene umfasst alle Gefühle von Verunsicherung, Angst und Nervosität.
- Mit vegetativ-hormonell sind Prozesse des Nervensystems und der Organe gemeint – mit Herzrasen bis zu sexuellen Funktionsstörungen.
- Die Spannung der gesamten Skelettmuskulatur führt vom Zittern über vorzeitige Ermüdung bis zu Schmerzen.

Gestresste Frauen

Der heutige Dauerstress wirkt dann schädigend, wenn der Organismus nicht in der Lage ist, sich anzupassen, und die Stressreaktion zu oft, zu lange oder ohne Notwendigkeit aktiviert wird. Obwohl jeder Mensch seine individuellen Bewältigungsstrategien für den Umgang mit

Stress hat, scheinen sich vor allem Frauen überdurchschnittlich durch ihre Ansprüche an sich selbst unter Druck zu setzen, Kopfweh oder Migräne sind häufig die Folge.

In der repräsentativen Stressstudie 2016 der Techniker Krankenkasse bekannten 63 Prozent der befragten Frauen, dass sie immer wieder unter Strom stehen, aber nur 58 Prozent der Männer. Woran mag das liegen? Studien erklären dieses Phänomen damit, dass bei Frauen die Neigung zur Besorgnis höher ausgeprägt ist. Frauen machen sich demnach in verschiedenen Lebenslagen eher Sorgen, äußerem Druck nicht gewachsen zu sein oder ein Problem nicht bewältigen zu können, und nehmen Stresssymptome früher wahr. Viele empfinden zudem den Spagat zwischen Karriere und Familie als besonders stressig.

Hormone Ein Unterschied zwischen Männern und Frauen hängt direkt mit den Hormonen zusammen: Östrogene haben einen Einfluss auf die Ausschüttung von Stresshormonen. Daher sind Frauen während ihres Zyklus unterschiedlich anfällig für Stress. Stress scheint zudem das Schmerzempfinden bei Frauen stärker zu erhöhen.

Langzeitwirkung von negativem Stress

Wenn Sie sich einmal überlegen, wie oft Sie als Autofahrer in der letzten Woche für einen Fußgänger anhalten, einem Radfahrer ausweichen oder wegen Ihres Vordermanns scharf bremsen mussten, dann wissen Sie, wie oft Sie Stress im Straßenverkehr hatten. Und wie stressig waren Arbeit, Familie, soziale Verpflichtungen?

Stress gehört so sehr zum Alltag, dass wir ihn nicht mehr ernst nehmen, dabei kann er ernsthafte Folgen für die Gesundheit haben. Im Stress wird alles, was Kraftreserven mobilisiert, forciert. Alles, worauf kurzfristig verzichtet werden kann, wird gehemmt. Um die Skelettmuskulatur ausreichend mit Sauerstoff und Nährstoffen zu versorgen, werden Abwehrfunktion, Verdauung, Ruhe- und Schlafbedürfnis, Konzentrations- und Genussfähigkeit, Empathie und Lust auf Sex gedrosselt.

Bleibt der Körper über längere Zeit in Alarmbereitschaft, sind genau diese Fähigkeiten und Empfindungen eingeschränkt. Dauerstress fördert die übermäßige Ausschüttung von Kortisol, was zu Angstzuständen, Depressionen oder Schlaflosigkeit führen kann. Er kann unsere Fähigkeit beeinträchtigen, richtig zu entscheiden, ein gesundes Gewicht zu halten oder uns von Krankheit zu erholen. Er kann den Hormonhaushalt gewaltig stören und den Alterungsprozess beschleunigen.

Der Idealzustand: die Homöostase

Die Stresskonzeption von Hans Selye ist ohne den Begriff der »Homöostase« von Walter Bradford Cannon nicht denkbar.

1932 veröffentlichte Cannon sein Hauptwerk »The Wisdom of the Body« (»Die Weisheit des Körpers«), in dem er sich mit Hippokrates' Gedanken von der Heilkraft der Natur befasste und der Fähigkeit des Körpers, von sich aus Störungen auszugleichen.

Er hatte darin in einer direkten Fortsetzung die Idee des Milieus intérieur von Claude Bernard aufgegriffen. Der französische Mediziner theoretisierte 1876 als einer der Ersten darüber, dass es das übergeordnete Ziel aller Körpersysteme sei, ein Gleichgewicht der internen Flüssigkeiten aufrechtzuerhalten.

Sicherheitsreserve Dieses feine und diffizile Gleichgewicht, das der Körper dynamisch aufrechterhalten will, selbst wenn sich die Lebensbedingungen verändern, war für Cannon eine Sicherheitsreserve, für die er den Begriff »Homöostase« schuf. Die Homöostase gilt als das wesentliche Prinzip der Lebenserhaltung und Funktion eines Organismus oder eines Organs und steht auch für die Selbstregulation, mit der der Organismus psychische Spannungen auszugleichen versucht.

Strategien für Ihren Stressabbau

Nach Stresssituationen müssen Körper und Geist entspannen. Wie? Kategorisierungen sind schwierig, doch sollten wir im Sinne unserer Homöostase etwas Pflegendes, Harmonisierendes, Ausgleichendes finden. Hier einige Inspirationen:

Achtsamkeitsübungen Begegnen Sie sich wohlwollend und akzeptierend. Atemmeditation oder Bodyscan helfen Ihnen, tief zu entspannen oder Ihren Körper intensiver zu spüren.

Bewegung Um Spannungen abzubauen, sind Sport, Yoga, Tai-Chi oder Waldspaziergänge und Schwimmen bestens geeignet. Für akute Phasen besorgen Sie sich einen Anti-Stress-Ball.

Ernährung Essen Sie gesund, genussvoll und vielseitig. Probieren Sie möglichst wenig verarbeitete Speisen. Bevorzugen Sie eine pflanzliche Basis mit vielen Vitaminen, Mineralien und Ballaststoffen.

Entspannung Praktizieren Sie Techniken zur Stressreduzierung wie etwa Autogenes Training, Feldenkrais oder die Progressive Muskelentspannung nach Jacobson.

Pflanzen Allein schon gärtnerische Tätigkeit kann helfen, besser mit Alltagsstress zurechtzukommen. Als eine Steigerung wirkt da der Anbau von Anti-Stress-Pflanzen auf dem Balkon, der Fensterbank oder im Garten.

Tageslicht Das mithilfe der Sonne gebildete Vitamin D erhält immer mehr Aufmerksamkeit. Fotosensible Zellen in unseren Augen sind direkt mit dem Hypothalamus verbunden, der Hormone reguliert, aber auch Wachsamkeit, Stimmung und Schlafmuster. Stimulieren Sie ihn, indem Sie sich fünf Minuten täglich natürliches Morgenlicht gönnen.

Das sind Adaptogene

Die Natur schenkt uns Pflanzen mit dem Potenzial, uns unbeschadet durch Stresssituationen zu führen und den Körper wieder in sein Gleichgewicht zu bringen.

Haben Sie schon einmal von Shatavari oder Ci Wu Jia gehört? Wahrscheinlich nicht. Aber machen Sie sich keine Gedanken, so geht es den meisten. Die traditionelle Kräutermedizin Chinas und Indiens jedoch kennt diese adaptogenen Pflanzen schon seit Jahrtausenden.

In den asiatischen Phytotherapien wirken diese Heilpflanzen als belebendes Tonikum und nährendes Mittel bei Erschöpfung und einem Mangel an Prana bzw. Qi – der Lebensenergie im Ayurveda bzw. in der Traditionellen Chinesischen Medizin. Sie stehen für Lebenskraft, Lebensenergie, emotionale Ruhe und geistige Präsenz.

Sehen wir uns einmal an, wie das Konzept der Adaptogene entstand und was die Wirkung einer adaptogenen Pflanze auszeichnet.

Stressschutz nach dem Vorbild der Natur

Pflanzen erbringen erstaunliche Leistungen. Sie nehmen Umweltreize wahr wie Regen, Wind, Kälte und sie erinnern sich daran, welche Art von Reaktion auf diese Reize erfolgen muss. Diese Fähigkeit ist ein entscheidender Vorteil – ein adaptogener Überlebensinstinkt.

Anpassungsfähigkeit – und dies nicht nur auf emotionaler Ebene. Auch der Körper muss sich permanent an sich ändernde Situationen anpassen. Die Wirkstoffe adaptogener Pflanzen können auch unsere Anpassungsfähigkeit verbessern und so die Reaktion auf verschiedene Stressoren normalisieren. Dabei steigern sie gleichzeitig die Leistungskraft und erhöhen die Toleranzgrenze des Körpers.

Zu den bekanntesten Adaptogenen in der vielfältigen Flora unserer Erde zählen Ginseng, Taigawurzel und Rosenwurz, die sowohl in der Traditionellen Chinesischen Medizin als auch im Ayurveda sehr geschätzt sind. Ginseng kurbelt die mentale Leistungsfähigkeit an – die Stärke dieser Powerknolle liegt in der Vorbeugung. Braucht die Seele in emotional belastenden Situationen, etwa bei Mobbing oder Prüfungsstress, Unterstützung, ist die Taigawurzel hilfreich. »Bleibe stark in einer Zeit der starken Belastung«, lautet die Botschaft der Rosenwurz, die das Stresshormon Kortisol in Schach hält.

Dieser lässt Pflanzen mit Stressoren und Wachstumsgefahren in ihrer Lebensumgebung umgehen. So »wissen« sie, dass kürzere Tage weniger Sonnenlicht für ihre Fotosynthese bedeuten, und lassen die Blätter fallen. Eine lichthungrige Pflanze im Schatten wird sich nach Kräften biegen, um jeden Sonnenstrahl zu erhaschen. Krankmachende Mikroben oder Fressfeinde werden mittels Verteidigungsreaktionen abgehalten. Adaptogen bedeutet die Fähigkeit der Pflanze, sich an Gegebenheiten anzupassen.

Kollegen, Partner, Finanzen, Straßenverkehr: Das Leben erfordert in vielen Stressbereichen auch von uns Menschen

Die Anpassung

Seit Jahrtausenden und Jahrhunderten werden Adaptogene nicht nur in China, Indien, Russland und Skandinavien verwendet, doch zu ihrem heutigen Namen kamen sie erst 1947.

Zu dieser Zeit erforschte der russische Arzt und Toxikologe Nikolai Vasilyevich Lazarev (1895–1974), wie sich mithilfe gewisser Substanzen die Stressresistenz gegen Kälte, Gifte oder Bakterien erhöhen ließ. In einer synthetischen Verbindung, dem Dibazol, entdeckte er Antistresseigenschaften. Sein Adaptogen-Konzept brachte er mit der Stresstheorie von Hans Seyle und dessen Allgemeinem Anpassungssyndrom AAS in Verbindung.

Da diese neue Klasse pharmakologisch aktiver Verbindungen beim Menschen Stressschäden minimieren oder verhindern kann, benannte Lazarev sie »Adaptogene«, nach dem lateinischen Verb »adaptare« für »anpassen«.

Perfekter Einklang Adaptogene gehören aufgrund ihrer wirksamkeitsbestimmenden Inhaltsstoffe biochemisch zwar zu ganz unterschiedlichen Substanzgruppen wie beispielsweise Ginsenoiden, Saponinen oder Withanoliden, doch funktionieren sie so einheitlich wie eine Stimmgabel: Nach einer Zeit der Misstöne bringen sie das System Körper wieder in Harmonie.

Das erreichen sie durch
- die Reduktion der Stressreaktion in der Alarmphase,
- die Verzögerung der Erschöpfungsphase und
- den Schutz von Energievorräten und Zellstrukturen.

Definition von Adaptogenen

1968 Der Medizinwissenschaftler Israel I. Brekhman (1921–1994), ein Schüler Lazarevs, führte die Adaptogenforschung über 45 Jahre weiter. Sein Augenmerk lag auf natürlichen Substanzen aus der Pflanzenwelt, besonders auf der Taigawurzel. Er ergänzte Lazarevs Definition und formulierte erstmals die unabdingbaren Eigenschaften von Adaptogenen:
- Ein Adaptogen ist für den Organismus weitgehend unschädlich.
- Es wirkt unspezifisch, unabhängig von Art und Ausmaß der vorausgegangenen schädigenden Einwirkung.
- Es ist ein regulierendes Element mit normalisierender Wirkung.

2007 Nach einer Auslegung des Committee on Herbal Medicinal Products (CHMP) der Europäischen Arzneimittelagentur EMA, die für die Zulassung und Überwachung von Arzneimitteln in der EU zuständig ist, verbessern Adaptogene die Resistenz des Organismus gegen ein breites Spektrum von widrigen biologischen, chemischen und physikalischen Faktoren.

Die EMA hegt Bedenken hinsichtlich Sicherheit und Qualität adaptogener Naturheilmittel. Aktuell genügen Chinabeere, Taigawurzel, Ginsengwurzel und die Rosenwurz den Kriterien der EMA.

Das Zusammenspiel

Alle Adaptogene unterstützen Ihren Körper im Stress, wobei jedes einzelne seine eigene Persönlichkeit und seine erstaunlichen Vorteile hat. Einige sind anregend, wie etwa Rosenwurz und Ginseng, andere sind ausgleichend wie die Schlafbeere oder beruhigend wie der Indische Wassernabel. Je nachdem, welches Adaptogen Sie wählen, steigern Sie Ihr Energielevel, verbessern Ihre kognitiven Funktionen, heben die Stimmung, stärken Ihr Immunsystem oder halten Ihre Hormone im Gleichgewicht. Moderne Kräuterkundige glauben, dass die besondere Kraft der Adaptogene im netzwerkartigen Zusammenwirken ihrer einzelnen Bestandteile liegt.

Adaptogene im Ayurveda

Der Ayurveda gilt als die älteste Heilkunde. Das Sanskritwort bedeutet »Wissenschaft vom Leben«. Ayurveda legt großen Wert auf Vorbeugung und ermutigt zum Erhalt der Gesundheit durch das genaue Beachten der Lebensbalance im Denken, Essen, Lebensstil und durch Kräuteranwendung. Wer über einen ausgeglichenen Energiefluss im Körper verfügt, dessen Abwehrkräfte sind stark und können Krankheit leichter abwehren.

Verschiedene Kräuter des Ayurveda zählen zu der Kategorie der Rasayanas, des Goldstandards unter den Heilkräutern. Sie verleihen uns die Energie, die Anforderungen des Alltags zu bestehen, dienen der körperlichen und geistigen Erquickung und gelten als Verjüngungsmittel. Viele ayurvedische Rasayanas entsprechen den westlichen Adaptogenen, zum Beispiel die Amlafrucht, die Schlafbeere oder das Indische Basilikum.

Adaptogene machen Sinn

Die speziellen adaptogenen Pflanzenstoffe heben die unspezifische Abwehrkraft des Organismus an, sind sehr gut verträglich und normalisieren den Stoffwechsel. So bringen sie die unterschiedlichen Organsysteme wieder ins Gleichgewicht.

- Adaptogene springen ein, wenn wir wieder einmal für kurze Zeit zu wenig schlafen oder zu oft unterwegs essen müssen. Dann tragen sie dazu bei, dass wir trotzdem funktionieren können.
- Adaptogene unterstützen unsere Anpassung an den Stressalltag im 21. Jahrhundert, wenn wir Anzeichen von Erschöpfung, eines umnebelten Gefühls im Kopf, von Konzentrationsproblemen, wenig Energie und, vielleicht, einer milden Depression bemerken.
- Adaptogene sind perfekt für alle, die neu im Job sind und ein irrsinniges Arbeitspensum bewältigen, die kurz vor einer Prüfung stehen und noch viel lernen müssen oder die beruflich viel reisen und unter Jetlag leiden.
- Da Adaptogene keine Aufputschmittel sind, sinkt die durch sie erhöhte Arbeitskapazität nach dem Absetzen nicht – wir werden nicht abhängig und erleben danach kein »Down«.

Adaptogene »Intelligenz«

Ein gesunder Körper. Ein ruhiger Geist. Ein entspanntes, fokussiertes, gelassenes Gemüt. Dies dürften in unserer westlichen Welt die Schlüsselelemente des Wohlbefindens sein. Selbstverständlich bedeutet Wohlbefinden für jeden etwas anderes, aber ein jeder ist damit einverstanden, dass Gesundheit mehr ist als nur die Abwesenheit von Krankheit.

Wie funktionieren Adaptogene?

Interessanterweise werden den Adaptogenen seit jeher sowohl stärkende als auch beruhigende Eigenschaften zugeschrieben. Übertragen auf uns Menschen, könnte man also die Funktion der Adaptogene etwa mit der einer Klimaanlage vergleichen: Ist die Temperatur zu heiß, wird gekühlt – ist es zu kalt, wird geheizt. Nach demselben System können Adaptogene Stressreaktionen im Körper ausgleichen oder mit einem Energieschub für mehr Kraft sorgen: Fühlen wir uns abgespannt, haben sie einen anregenden Effekt. Umgekehrt wirken sie bei nervösen Zuständen beruhigend.

Adaptogene ermöglichen es dem Körper nicht nur, sich einer belastenden und fordernden Situation anzupassen. Auch in der Stresssituation befindet sich der Organismus im Gleichgewicht und benötigt danach keine Erholungspause, die zum Beispiel als verringerte Leistung erscheinen würde.

Die Miniimpfung gegen Stress

Mit einer Impfung lässt sich ein langanhaltender Schutz gegen die jeweiligen Erreger gewinnen: Man wird gegen eine Infektionskrankheit immun.

Nun beschreiben amerikanische Forscher Adaptogene als niedrigmolekulare Stress-»Impfstoffe« bzw. Stress-Mimetika, die dem Körper eine Stresssituation vortäuschen. Ein Mimetikum ist eine Substanz, die einer anderen so ähnelt, dass sie die gleichen Rezeptoren, die in einem komplizierten Zusammenspiel die Körperfunktionen regulieren, besetzen kann wie der dafür zuständige Botenstoff im Körper.

Auf diese Weise sollen Adaptogene eine milde Aktivierung des Stresssystems anregen. Der Effekt ist: Der ausgelöste moderate Stress ermöglicht es dem Organismus, mit Stressoren künftig besser zurechtzukommen. Wir passen uns an

Adaptogene in der TCM

Die Traditionelle Chinesische Medizin erkennt gefährliche Entwicklungen so frühzeitig, dass mit leichten Impulsen die sich anbahnende Abweichung korrigiert und die Balance wiederhergestellt wird.
Das Shennong Bencaojing, der chinesische Heilkräuterklassiker aus dem 2. Jahrhundert n. Chr., unterteilt die Kräuter in drei Kategorien. Die wertvollsten sind die harmonisierenden und lebensverlängernden »Herrscher-Drogen«. Sie sind ungiftig und können über längere Zeit eingenommen werden. Sie regulieren die Funktionen, erhöhen die Energie und fördern die Gesundheit allgemein, ohne spezifische Krankheiten zu behandeln. Sie unterstützen mindestens einen der drei TCM-Schätze Qi, Jing oder Shen, führen die Homöostase ein oder erhalten sie aufrecht. Adaptogene wie Ginseng, Rosenwurz oder die Chinabeere galten einst als Herrscher-Drogen.

den Druck an, sind leistungsfähiger und fühlen uns besser, trotz Stress.

Individuelle Stressminderung

Neuere Forschungsergebnisse zeigen, dass die Adaptogene über zwei Hauptsteuerungssysteme im Körper arbeiten: HPA und SAS. Dabei wird der Körper nicht überstimuliert, sondern er reagiert genau so, wie es für ihn individuell am besten ist. So können Adaptogene die Körperfunktionen ausgleichen, die Nierenfunktion unterstützen und den negativen Auswirkungen von Stress im Körper entgegenwirken. In Folge verfügen die Körperzellen über mehr Energie, Sauerstoff wird besser verwertet und Giftstoffe und ungewollte Stoffe leichter ausgeschieden.

HPA Adaptogene bilden möglicherweise auf molekularer Ebene eine stabile Balance in Hypothalamus, Hypophyse und Nebennieren, der sogenannten Hypothalamus-Hypophysen-Nebennierenrinden-Achse (HPA). Diese Achse kontrolliert das Nervensystem, Immunsystem und Hormonsystem.

SAS Ein weiteres übergeordnetes Steuerungssystem des Körpers ist das sympathoadrenale System (SAS). Es ist unter anderem an der Regulation des Herz-Kreislauf-Systems und des Energiestoffwechsels beteiligt, die beide die körperliche Leistungsfähigkeit beeinflussen und unsere Fight-or-Flight-Reaktion.

Das Geheimnis adaptogener Kraft

Adaptogene üben mehrere Effekte auf den Körper aus: Sie schützen Nervenzellen und stimulieren das zentrale Nervensystem. Sie haben ermüdungshemmende und antidepressive Eigenschaften.

Was unterscheidet eigentlich die Wirkung adaptogener Heilpflanzen von derjenigen einfacher stärkender Pflanzen wie zum Beispiel Galgant, Ingwer oder Zitronenmelisse?

Die adaptogene Wirkung von Pflanzen wird charakterisiert als:

- unspezifische Antwort: Es ist eine Antwort auf alle Stressfaktoren (biologisch, chemisch, physisch).
- allgemeine Wirkung: Sie zielt nicht auf ein Organ, eine physiologische Funktion oder eine besondere Pathologie ab.
- normalisierende Wirkung: Sie erhöht Anpassungsfähigkeit und Stressresistenz des Organismus.

Adaptogene genießen

Wie können wir uns wieder ausgeglichener fühlen, mit klarem Kopf, neuer Kraft und Frische? Mit eigenen Zubereitungen! Jedes adaptogene Kraut ist eine Einladung, gegen den Stress anzugehen.

Adaptogene sind in vielen Darreichungsformen erhältlich. Sowohl die innerliche Einnahme als auch die Anwendung von außen haben hier ihre Bedeutung. Die Eiligen holen sich die adaptogene Akuthilfe in der Apotheke. Hier sind Fertigkapseln, Trinkpulver, Tropfen, Urtinkturen, Tees oder Kombinationspräparate erhältlich.

Dieses Zubehör benötigen Sie

Kräuter Im Serviceteil (Seite 191) finden Sie einige Adressen, die Ihnen den Kauf erleichtern. Hier informieren Sie sich über seriöse Quellen für getrocknete Kräuter, Pulver, Pflanzen und Saatgut.

Lösemittel:
- Als Basisöle eignen sich Olivenöl, Süßmandelöl oder Sesamöl. Alkohole wie Wodka, Gin oder andere hochprozentige Trinkalkohole sind die Basis von Tinkturen. Für getrocknete Kräuter müssen sie mindestens 20 % reinen Alkohol enthalten, für frische Kräuter mindestens 40 %.

- pflanzliches Bioglycerin (auch Lebensmittelzusatzstoff E 422 genannt), vorzugsweise aus Soja und Mais oder Kokosöl, mit 99,7 % Gehalt
- Apfelessig, Honig (regional)

Behälter & Co.
- Gefäße für Kräuter aus Glas mit Schraubdeckel, für Tinkturen etc. Glasflaschen vorzugsweise aus Braunglas zur lichtgeschützten, aromasicheren Aufbewahrung
- Messgeräte wie Küchenwaage, ein 500-ml-Messzylinder, Dosierhilfen wie Messtassen und -löffel
- Schüsseln idealerweise aus Glas oder Edelstahl
- feinmaschiges Küchensieb und Passiertuch
- Mörser mit Stößel, Messer, Schere, Schneidbrett, Kaffeemühle, Etiketten

Richtig sterilisieren Am besten sterilisieren Sie Gläser Flaschen und Deckel, kurz bevor diese verwendet werden. Kochen Sie in einem großen Topf Wasser sprudelnd auf und legen Sie Ihre Gläser und Flaschen inklusive der Deckel für 10 Minuten hinein. Mit einer Küchenzange entnehmen und auf einem sauberen Küchentuch abtropfen lassen.

Die Antistress-Basisrezepte

Haben Sie Lust, einmal so richtig mit adaptogenen Kräutern zu experimentieren? Dann finden Sie hier einfache Zubereitungsarten, die Sie kennen sollten. Die benötigten Utensilien haben Sie in Ihrer Küche – Sie können praktisch gleich loslegen.

Welche pflanzliche Zubereitung tut mir in meiner momentanen Situation gut? Womit erziele ich die beste stresslösende Wirkung? Die adaptogenen Pflanzen können auf vielfältige Weise in den Speiseplan aufgenommen werden: als wertvolle Zutat oder pur in ein Glas Wasser gerührt – was zählt, ist Ihr persönlicher Geschmack.

Und was lässt sich womit anstellen?

Traditionell werden adaptogene Pflanzen zu Tee verarbeitet. Adaptogene wie die Schlafbeere oder Ginseng nimmt man gerne in einem Reisbrei, Milch, Honig oder Ghee zu sich. Kreieren Sie mit diesen Basics Ihre Lieblingsrezepte.

- **Aufguss** und **Dekokt** nehmen Sie für Kräuterbäder, Dampfinhalation, feuchte Umschläge.
- **Tinkturen** wenden Sie entweder pur an oder mischen sie in Speisen und Getränke. Praktisch für unterwegs.
- **Kräuteressig** schmeckt pur, verbessert aber auch Speisen, Aufgüsse und Dekokte.
- Das **Glyzerit** ist die alkoholfreie Alternative zu einer Tinktur.
- **Pulver** und **Pastillen** sind schnell zu verwenden und bieten eine hohe Wirkstoffkonzentration.
- Das **Oxymel** ist vielseitig verwendbar, etwa in isotonischen Getränken, aber auch in Salatsoßen.

- Der **Sirup** ergänzt perfekt Mixgetränke mit Kohlensäure aber auch Alkoholika, wie Sekt oder Cognac.
- **Fett- und Ölauszüge** verstärken das Aroma und die Antistresswirkung Ihrer Speisen.

Ihre natürlichen Stresslösungen

Der Aufguss

Eine Teezubereitung, bei der Pflanzenteile wie Blätter, Blüten oder Stiele kurze Zeit in heißem Wasser ziehen.

Zubereitung:

1. Kalkarmes Wasser zum Kochen bringen und über 1–2 TL Pflanzenteile in einer Teekanne gießen.
2. Kanne sofort mit einem Deckel verschließen, da der Dampf flüchtige Bestandteile davonträgt.
3. Den Tee lang genug ziehen lassen, etwa 5–10 Min., dann abseihen.
4. Den Teeaufguss immer warm oder heiß trinken.

Das Dekokt

Eine Abkochung oder ein Absud harter Pflanzenteile wie Wurzeln, Samen oder Rinden, getrockneter Beeren oder Pilze, die im kalten Wasser zum Kochen gebracht und 10–15 Min. gekocht werden.

Zubereitung:

1. 750 ml kaltes Wasser und 1–2 EL Kräuter in einen kleinen Topf geben.
2. Bei mittlerer Temperatur bis fast zum Kochen erhitzen, Temperatur reduzieren. Sobald die Flüssigkeit köchelt, Topf mit dem Deckel gut verschließen. 10–15 Min. köcheln lassen.
3. Wurzeln sollten weich, Beeren nahe am Bersten sein. Sind sie noch nicht weich genug, noch einige Min. köcheln lassen.
4. Mit einem Kartoffelstampfer oder einem umgedrehten Löffel alles gut zerdrücken.
5. Absud abseihen und 2–3 Tassen pro Tag trinken.

Der Fettauszug

Getrocknete oder pulverisierte Pflanzenteile 30–60 Min. in Fett in einem Wasserbad ziehen lassen.

Zubereitung:

1. Wasser in einem Edelstahltopf zum Kochen bringen. Vom Herd nehmen.
2. Kräuter dazugeben und 1 Std. ziehen lassen.
3. Ghee dazugeben. Bei milder Hitze köcheln lassen, bis das Wasser verdampft ist und nur das Ghee mit den Kräutern zurückbleibt. Öfters umrühren. Das Verhältnis ist 1:4:16, also 30 g Kräuter, 120 g Ghee, 480 ml Wasser.
4. Durch ein Passiertuch in ein Schraubglas umfüllen. Abkühlen lassen.
5. Jeweils 1 TL in warmes Wasser oder gewürzte Milch einrühren.

Das Glyzerit

Frische, getrocknete oder pulverisierte Pflanzenteile ziehen 10 Tage bis 6 Wochen in pflanzlichem Glycerin bzw. einer Kombination aus Wasser und Glycerin.

Zubereitung:

1. Gewaschene frische Kräuter oder Blüten mit einem Messer zerkleinern, getrocknete im Mörser zu Pulver zermahlen.
2. Ein sauberes Schraubdeckelglas komplett mit frischen Kräutern/Pulver oder halbvoll mit getrockneten Kräutern füllen.
3. Frische Kräuter/Pulver mit Glycerin auffüllen, getrocknete Kräuter mit 3 Teilen Glycerin plus 1 Teil Wasser auffüllen. Dabei mit einem Kochlöffelstiel in die Kräuter stochern, damit Luftblasen entweichen.
4. Glas mit Deckel verschließen. 4–6 Wochen an einem kühlen, dunklen Ort aufbewahren, dabei das Glas jeden Tag einmal schütteln. Steigt Pflanzenmaterial hoch, Glycerin nachfüllen.
5. Den Inhalt durch ein Teesieb, das mit feinem Passiertuch bedeckt ist, in ein sauberes Gefäß umfüllen. Die Ecken des Tuchs zusammennehmen und mit sauberen Händen gut ausdrücken. Rohes Glyzerit über Nacht stehenlassen, damit sich Schwebstoffe setzen.
6. Geklärtes Glyzerit durch ein Teesieb mit feinem Passiertuch in ein Braunglas mit Schraubdeckel umfüllen, das mit einem Etikett mit Datum und Kräuternamen versehen ist.
7. Glyzerit im Kühlschrank aufbewahren. Es ist etwa ein Jahr haltbar.
8. Bis zu fünfmal am Tag 60 Tropfen einnehmen.

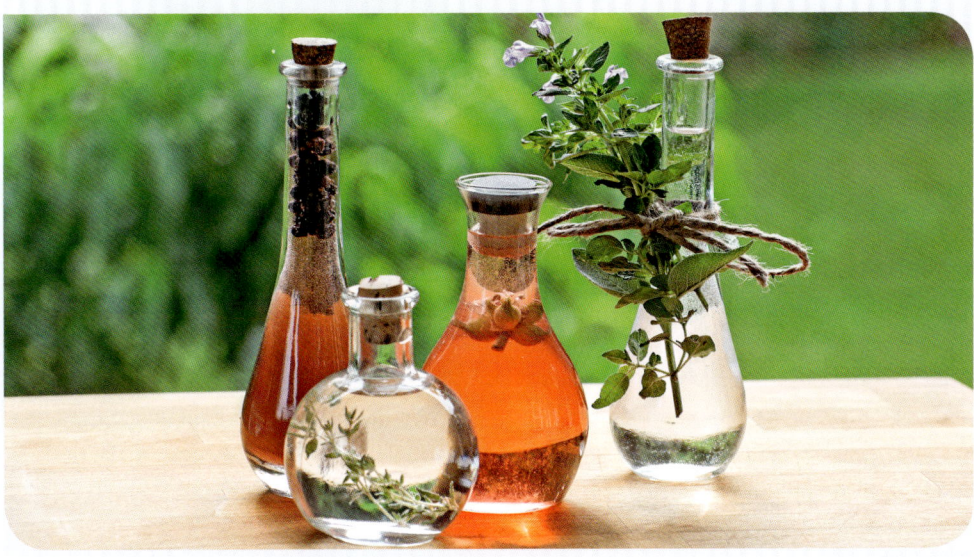

Der Kräuteressig
Frische, getrocknete oder pulverisierte
Pflanzenteile ziehen 10 Tage bis 6 Wochen
in Apfelessig.

Zubereitung:
1. Die gewaschenen frischen oder getrockneten Kräuter oder Blüten mit einem
   Messer zerkleinern. Samen oder Wurzeln
   im Mörser mit dem Stößel zerstoßen und
   zermahlen.
2. Kräuter in ein sauberes Schraubdeckelglas geben.

3. Mit Apfelessig auffüllen, sodass etwa
   2½ cm klare Flüssigkeit über den Kräutern stehenbleibt. Das Verhältnis beträgt
   1:7, also 50 g Kräuter zu 350 ml Essig.
4. Der Essig ist 6 Monate haltbar. Bis zu
   fünfmal 1 EL (5 ml) am Tag pur oder mit
   Wasser verdünnt einnehmen.

Tipp: Für einen angenehmeren Geschmack
können Sie mit etwas Honig süßen.

Der Sirup

Pflanzenteile oder ihre Teezubereitung werden im Verhältnis 1:2 mit einer Mischung aus Wasser mit Zucker, Honig, Ahornsirup oder Stevia gemischt.

Zubereitung:

1. Absud abseihen, abmessen und Flüssigkeit in einem Topf erwärmen. Die doppelte Menge Honig dazugeben. Bei etwa 40 Grad so lange umrühren, bis sich der Honig aufgelöst hat.
2. Sofort vom Herd nehmen und in sterilisierte Gläser füllen. Gut verschließen. Einmal geöffnet im Kühlschrank aufbewahren.
3. Bis zu fünfmal 1 EL (5 ml) am Tag einnehmen.

Der Ölauszug

Getrocknete oder pulverisierte Pflanzenteile ziehen 2 Wochen in kaltem Öl bzw. 30–60 Min. im Wasserbad.

Zubereitung:

1. Die gewaschenen frischen oder getrockneten Kräuter oder Blüten mit einem Messer zerkleinern oder mit dem Stößel zu Pulver zermahlen, abwiegen.
2. Kräuter in ein sauberes Schraubdeckelglas geben. Olivenöl dazugeben. Für die Verwendung als Körperöl Sesamöl verwenden. Das Verhältnis beträgt 1:5, also 100 g Kräuter zu 500 ml Öl. Alles gut vermischen.
3. In einem Wasserbad bei kleiner Hitze bis zu 1 Std. offen köcheln lassen. Öfters umrühren.
4. Abkühlen lassen. Vorsichtig durch ein feines Passiertuch in eine Braunglasflasche mit Deckel umfüllen.
5. An einem kühlen, dunklen Ort aufbewahren. Das Öl ist bis zu 2 Jahre haltbar.

Das Oxymel

Frische, getrocknete oder pulverisierte Pflanzenteile ziehen 2–4 Wochen in einer Mischung aus Essig und Honig im Verhältnis 1:2:6, also 1 Teil Kräuter, 2 Teile Essig, 6 Teile Honig. Nach Belieben Zitronen- oder Orangenschale beimischen.

Zubereitung:

1. Kräuter in ein sauberes Schraubglas mit Plastikdeckel geben, das zu einem Viertel damit gefüllt ist.
2. Essig und Honig dazugeben, bis das Glas fast voll ist, gut umrühren.
3. Glas verschließen, alles gut verschütteln.
4. 2 Wochen an einem kühlen, dunklen Ort ziehen lassen, Glas gelegentlich schütteln.
5. Abfiltern und kühl und dunkeln lagern. Etwa 6 Monate haltbar.
6. 1 TL auf ein Glas Wasser nach Belieben trinken.

Tipp: Damit ein Metalldeckel nicht korrodiert, Wachspapier zwischen Glas und Deckel legen.

Die Pastille

Kräuterpulver wird mit Honig zu einer Paste verarbeitet.

Zubereitung:

1. Verschiedene getrocknete Kräuter in der Kaffeemühle fein zermahlen oder fertiges Pulver verwenden.
2. Die Kräuterpulver in einer Schüssel mischen.
3. Honig unterrühren, sodass eine feste Teigmasse entsteht. Diese mit der Hand zu kleinen Pillen formen.
4. In eine zweite Schüssel Süßholzwurzel-, Matcha- oder Zimtpulver geben. Fertige Kügelchen vorsichtig darin rollen. Im Kühlschrank in einem mit Wachspapier verschlossenen Gefäß bis zu 4 Monate haltbar.
5. Pur genießen oder in einem warmen Getränk (Milch, Kaffee, Tee) auflösen.

Das Pulver

Getrocknete Pflanzenteile werden im Mörser oder in einer Kaffeemühle pulverisiert.

Zubereitung:

1. Etwa 2–3 EL Kräuter in eine saubere Kaffeemühle geben.
2. Mit kurzen Unterbrechungen, damit die Kräuter nicht heiß werden, jeweils 30 Sek. mahlen, bis der gewünschte Pulvergrad erreicht ist.
3. Eventuell das Pulver im Mörser nachbearbeiten.
4. 1–2 TL über Müsli, Suppen oder in Smoothies geben

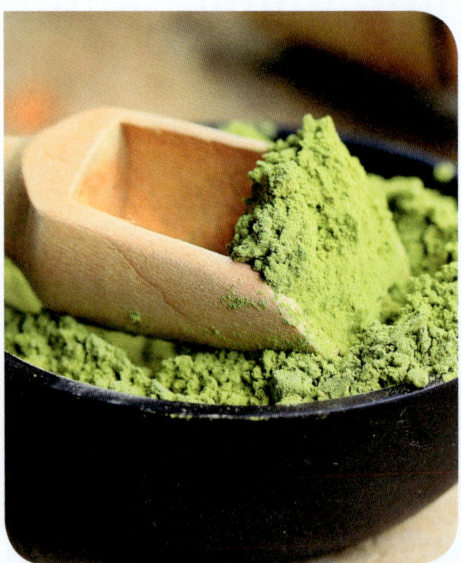

Die Tinktur

Frische, getrocknete oder pulverisierte Pflanzenteile ziehen 10 Tage bis 6 Wochen in Alkohol bzw. einem Wasser-Alkohol-Gemisch. Andere Bezeichnungen sind Extrakt oder Essenz.

Zubereitung:

1. Die gewaschenen frischen oder getrockneten Kräuter oder Blüten mit einem Messer zerkleinern. Samen oder Wurzeln im Mörser mit dem Stößel zerstoßen und zermahlen.
2. Kräuter in ein sauberes Schraubdeckelglas geben.
3. Mit Wodka (mindestens 40 Vol.-%) auffüllen, sodass etwa 2½ cm klare Flüssigkeit über den Kräutern stehenbleibt. Das Verhältnis beträgt 1:5, also 100 g Kräuter auf 500 ml Wodka.
4. Glas mit Deckel verschließen. 2 Wochen an einem kühlen, dunklen Ort aufbewahren, dabei das Glas jeden Tag einmal schütteln.
5. Den Inhalt durch ein Teesieb, das mit feinem Passiertuch bedeckt ist, in ein sauberes Gefäß gießen. Über Nacht stehen lassen, damit sich Schwebstoffe setzen.

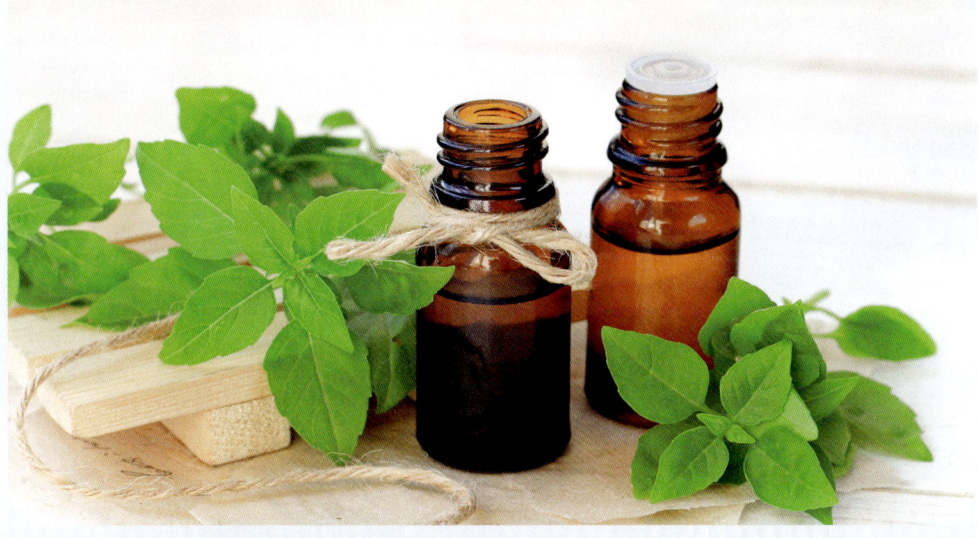

6. Klare Flüssigkeit durch einen Papierfilter in ein Braunglas mit Schraubdeckel umfüllen, das mit einem Etikett mit Datum und Kräuternamen versehen ist.
7. Tinktur an einem kühlen, dunklen Ort aufbewahren. Sie ist mehrere Jahre haltbar.
8. Drei- bis fünfmal täglich 30–60 Tropfen in etwas Wasser einnehmen.

Tipp: Für einen stärkeren Extrakt vermixen Sie die Kräuter (kein hartes Wurzelmaterial) zusammen mit dem Wodka in einem starken Mixer und machen dann mit Schritt 4 weiter.

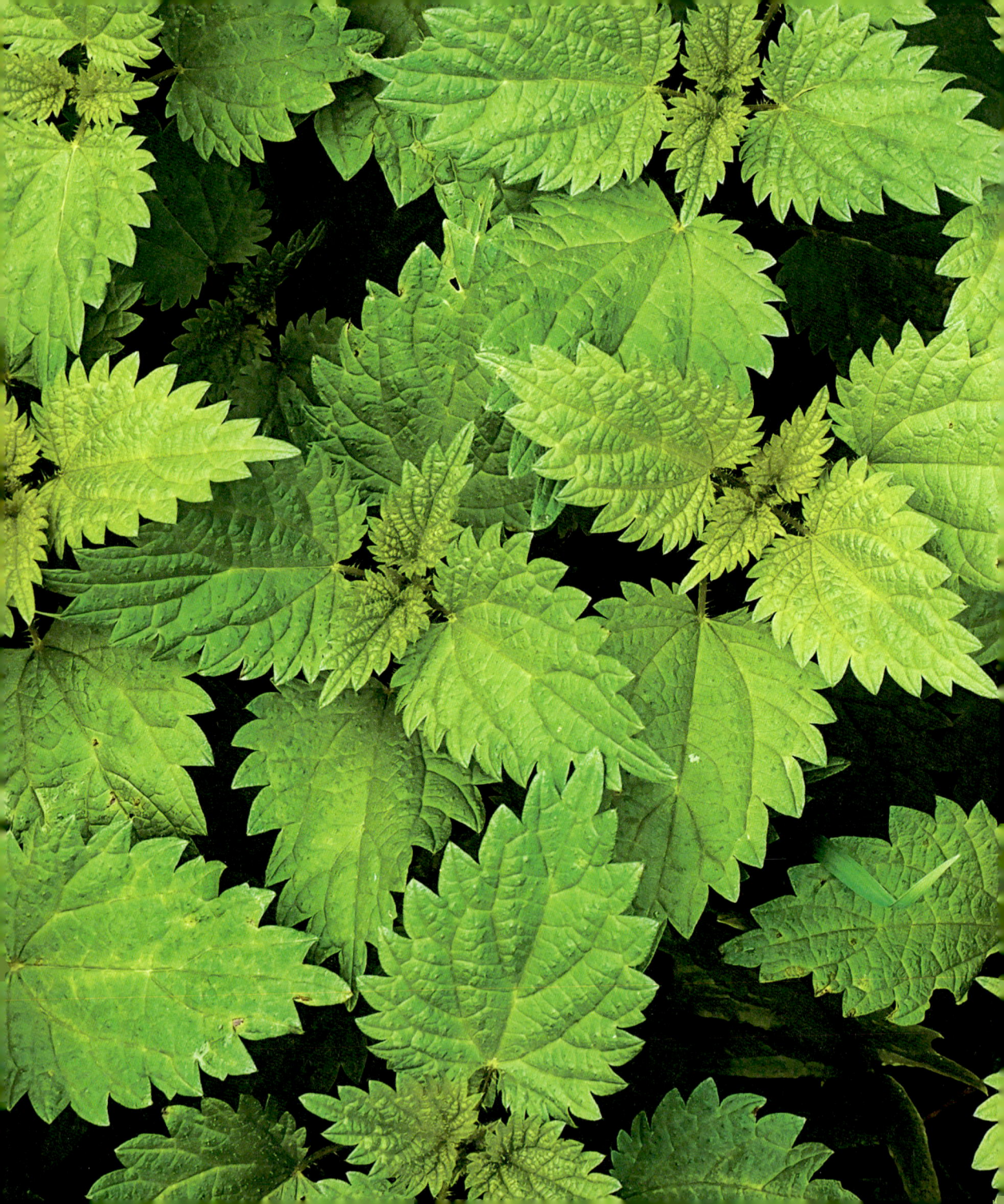

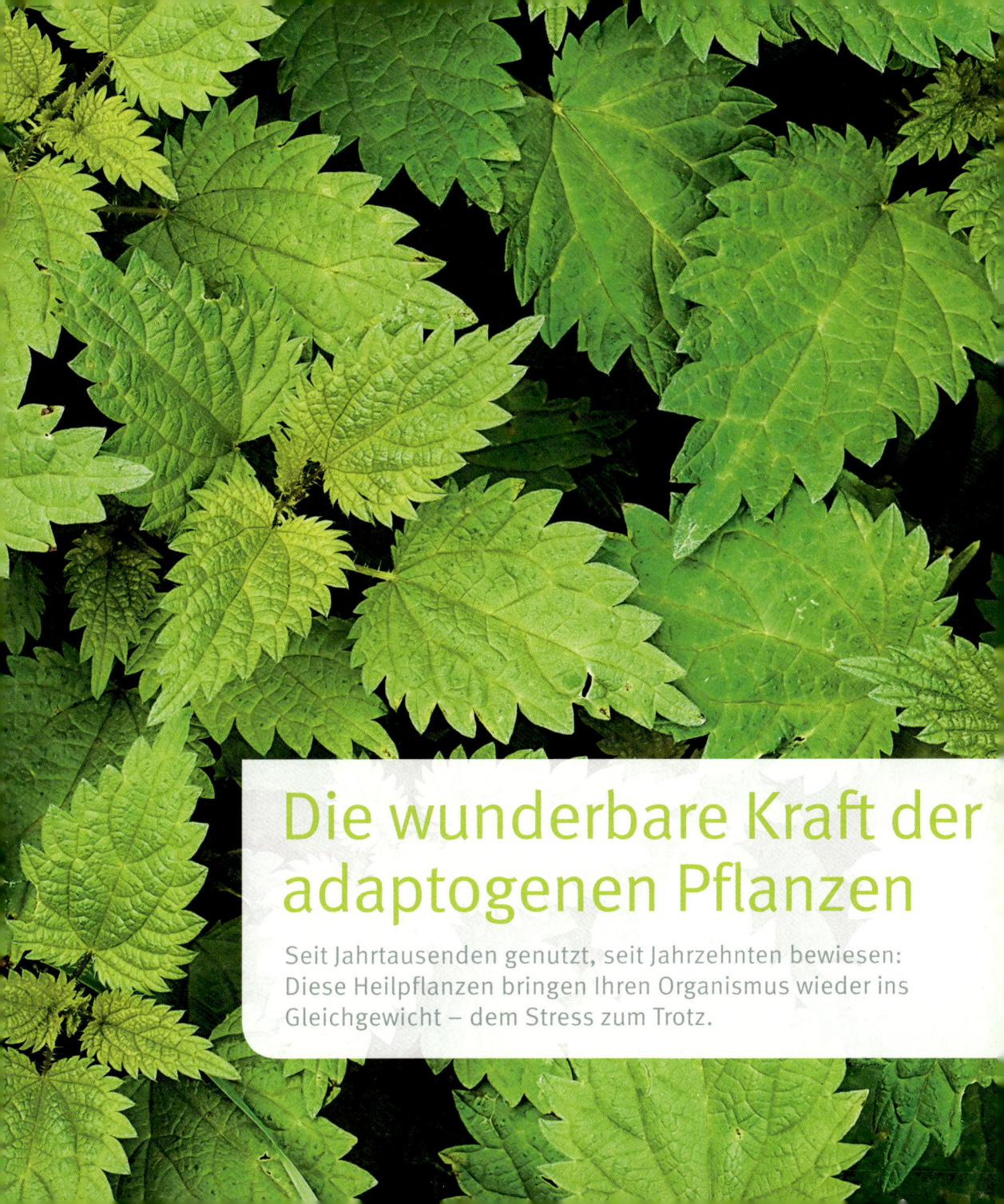

Die wunderbare Kraft der adaptogenen Pflanzen

Seit Jahrtausenden genutzt, seit Jahrzehnten bewiesen: Diese Heilpflanzen bringen Ihren Organismus wieder ins Gleichgewicht – dem Stress zum Trotz.

Die 15 Top-Pflanzen

Adaptogene steigern unsere Ausdauer, verschaffen uns Energie-reserven und haben das Zeug zum Lebenselixier. Hier sind die Superhelden aus der Welt der Heilpflanzen.

Schlafen wir gut? Haben wir einen gesunden Appetit? Stimmt die Verdauung? Wie ist es um die Lust bestellt? Wenn wir zu Adaptogenen greifen, behandeln wir nicht nur eine Einschränkung, sondern stärken Konstitution und Vitalität.

Das Faszinierende an diesen Heilpflanzen ist, dass sie sich aus einem ganzen Potpourri an natürlichen Inhaltsstoffen zusammensetzen. Das sind Vitamine, Antioxidantien, Mineralien oder Polyphenole, die zu Farbe, Geschmack und Aroma beitragen, aber auch spezielle Pflanzenstoffe, die für die spezifische Wirkung der Pflanze sorgen.

Heilpflanzen – kein Allheilmittel

Adaptogene Pflanzen können einen gesunden Lebensstil nicht ersetzen. Wer sie dauerhaft einsetzt und gleichzeitig ungesund lebt, zögert einen Zusammenbruch höchstens hinaus. Verwenden Sie sie also nur, wenn sie zu Ihrem aktuellen Gesundheitszustand passen und Sie einen deutlichen Unterschied fühlen.

Die sichere Anwendung

Den Arzt konsultieren Erkrankte Menschen oder Patienten, die vor einer Operation stehen, sollten vor der Einnah-

Die Dosis reduzieren Menschen über sechzig, für die zum Beispiel Ginseng gut geeignet ist, sollten mit kleineren Mengen beginnen, da sich im Alter der Stoffwechsel verlangsamt und eine geringere Dosis bereits denselben Effekt hat.

Verzichten Die Studienlage für Adaptogene bei Kindern ist unzureichend, daher sollten Kinder unter zwölf Jahren sie nicht zu sich nehmen. Schwangere Frauen oder stillende Mütter sollten auf adaptogene Kräuter verzichten, insbesondere auf Schlafbeere, Chinabeere und Indisches Basilikum.

me adaptogener Pflanzen beim Hausarzt nachfragen. Dies gilt zum Beispiel, wenn Sie verschreibungspflichtige Medikamente wie etwa Blutverdünner, Antidepressiva oder Immunmodulatoren einnehmen, Schilddrüsenprobleme, Bluthochdruck oder Allergien haben.

Pausieren Wenn Sie eine adaptogene Pflanze täglich zu sich genommen haben, dann legen Sie ab und zu eine Pause ein, damit die Pflanze bzw. ihre Wirkung wieder umso effektiver ist. Erfahrene Kräuterkundige empfehlen, nach einer sechswöchigen Anwendung eine Pause von zwei Wochen einzulegen oder zu einem anderen Kraut zu wechseln.

Eine Reise um die Welt

Jedes der folgenden Pflanzenporträts betrachtet Lebensraum und Aussehen der Pflanze, die Eigenschaften, die sie zu einem Adaptogen machen, ihre charakteristischen Inhaltsstoffe und den Pflanzenteil, den Sie im späteren Verlauf des Buches (Seite 71) praktisch entdecken können. Auf ihren Spuren unternehmen wir jetzt eine Weltreise und folgen ihnen von Sibirien bis nach Myanmar, von der Schweiz bis nach Chile, von China nach Indien und bis in den Süden der USA.

Amla (*Emblica officinalis*)

Die Göttinnen Lakshmi und Parvati weinten Tränen der Freude und aus diesen Tränen wuchs der erste Baum des Universums – der Amlabaum.

Lebensraum und Pflanze

Dieser dekorative Baum ist im tropischen Teil Südostasiens und im indischen Subkontinent beheimatet. Man findet ihn in trockenen, sommergrünen Wäldern und in Plantagen, wo er bis zu 18 Metern Höhe erreicht. Der Stamm des Amlabaums ist blass aschgrau gefleckt. Die sehr schlanken, weit ausgebreiteten Äste tragen grüngelbe längliche Blätter. Diese sind zu einer fein gefiederten Erscheinung angeordnet, die an die fiederigen Blätter der Mimose erinnert.

Die Amlabeere

Aus winzigen ockergelben Blüten in den Blattachseln entwickeln sich die Amlabeeren. Diese grünlich gelben Beeren mit sechs vertikalen Streifen haben einen Durchmesser von bis zu fünf Zentimetern und reifen in rund acht Monaten. Sie sind dann relativ hart, besitzen knackiges Fleisch und eine durchscheinende Haut. Zwischen November und Dezember findet die Ernte statt. Die Beeren ähneln optisch der europäischen Stachelbeere, möglicherweise nennt man Amla daher auch Indische Stachelbeere.

Die Eigenschaften

Im Ayurveda, dem traditionellen Indischen Medizinsystem, gilt die Amlabeere als Rasayana. Dies sind wertvolle Stärkungs- und Verjüngungsmittel, die regenerierend wirken. Amlabeeren sind ein Hauptbestandteil der ayurvedischen Gewürzpaste Chyawanprash, die gegen Frühjahrsmüdigkeit und Herbstblues wirkt, und der berühmten Dreifruchtkräutermischung Triphala, die bereits seit 1500 v. Chr. gegen die Anzeichen des Alters und für den Erhalt eines umfassenden Wohlbefindens eingesetzt wird.

Charakteristische Inhaltsstoffe

Man verwendet alle Teile der Pflanze, insbesondere aber die Frucht. Die Amlabeere ist reich an Vitamin C, davon versammelt sie rund 700 Milligramm pro 100 Gramm in sich und übertrifft damit Orangen und Zitronen. Weitere bioaktive Substanzen sind antioxidative Polyphenole wie z. B. die Tannine Ellagsäure und Quercetin.

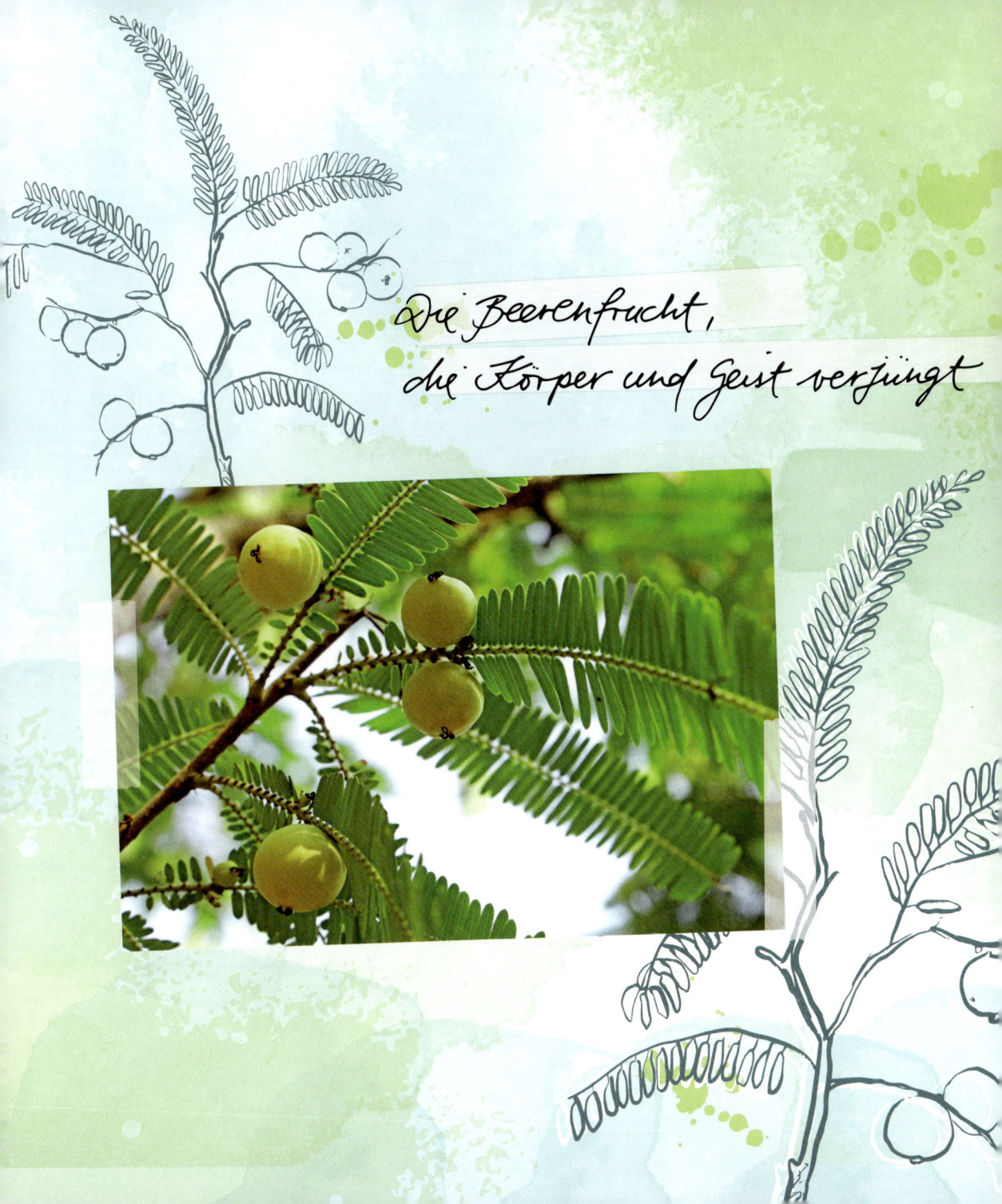

Die Beerenfrucht,
die Körper und Geist verjüngt

Brennnessel (*Urtica dioica*)

Blätter und Wurzeln der Brennnessel bilden die Basis vieler pflanzlicher Zubereitungen. Doch es sind ihre Samen, die den Körper in seiner Stressantwort stärken.

Lebensraum und Pflanze

Die Große Brennnessel wächst in den gemäßigten Zonen der Erde mit nährstoffreichen Böden. Als Kulturfolger sucht sie seit 30 000 Jahren die Nähe des Menschen und gedeiht an Wegrändern, in Gärten, auf Schutt- und Müllplätzen. Diese mehrjährige Pflanze mit aufrechtem, vierkantigem Stängel erreicht bis zu 150 Zentimeter Wuchshöhe. Ihre länglichen, herzförmigen und grob gezähnten Blätter stehen als Blattpaare kreuzweise übereinander. Farblose Brennhaare in der oberen Hautschicht dienen als effektives Abwehrsystem gegen Fressfeinde.

Die Brennnesselsamen

Die Brennnessel ist zweihäusig, bei ihr sind die Blüten auf weibliche und männliche Pflanzen verteilt. Von Juli bis Oktober bringt die weibliche Pflanze grüngelbe Blütenrispen mit winzigen Einzelblüten hervor, deren Frucht ovale, etwa einen Millimeter große dunkelbraune Nüsschen sind – bis zu 20 000 Samen pro Trieb. Abgeerntet werden nur diese Blütenstände.

Die Eigenschaften

Blätter und Wurzeln dienen anerkannten medizinischen Anwendungen, wirken z. B. harntreibend und blutreinigend. Die Samen sind wenig erforscht. Im Verständnis vieler Kräuterkundiger sind Pflanzensamen durch ihre Kraft zu neuem Leben der wertvollste medizinische Pflanzenteil. Brennnesselsamen sollen Menschen helfen, die unter hoher Stressbelastung stehen und sich anhaltend erschöpft fühlen. Ihr mild stimulierender Effekt ermöglicht es, wach und fokussiert zu bleiben. In der Traditionellen Chinesischen Medizin (TCM) gilt der Extrakt als verjüngendes Nierentonikum.

Charakteristische Inhaltsstoffe

Brennnesselsamen bestehen neben Wasser, Faseranteilen und Asche aus fetten Ölen wie ungesättigten Fettsäuren und Linolsäure. Die Samenhaut enthält Tannine, die eine antioxidative Aktivität entfalten. Außerdem sind die Samen eine gute Quelle für pflanzliches Protein.

Die Samen, die Kraft bei
Erschöpfungszuständen spenden

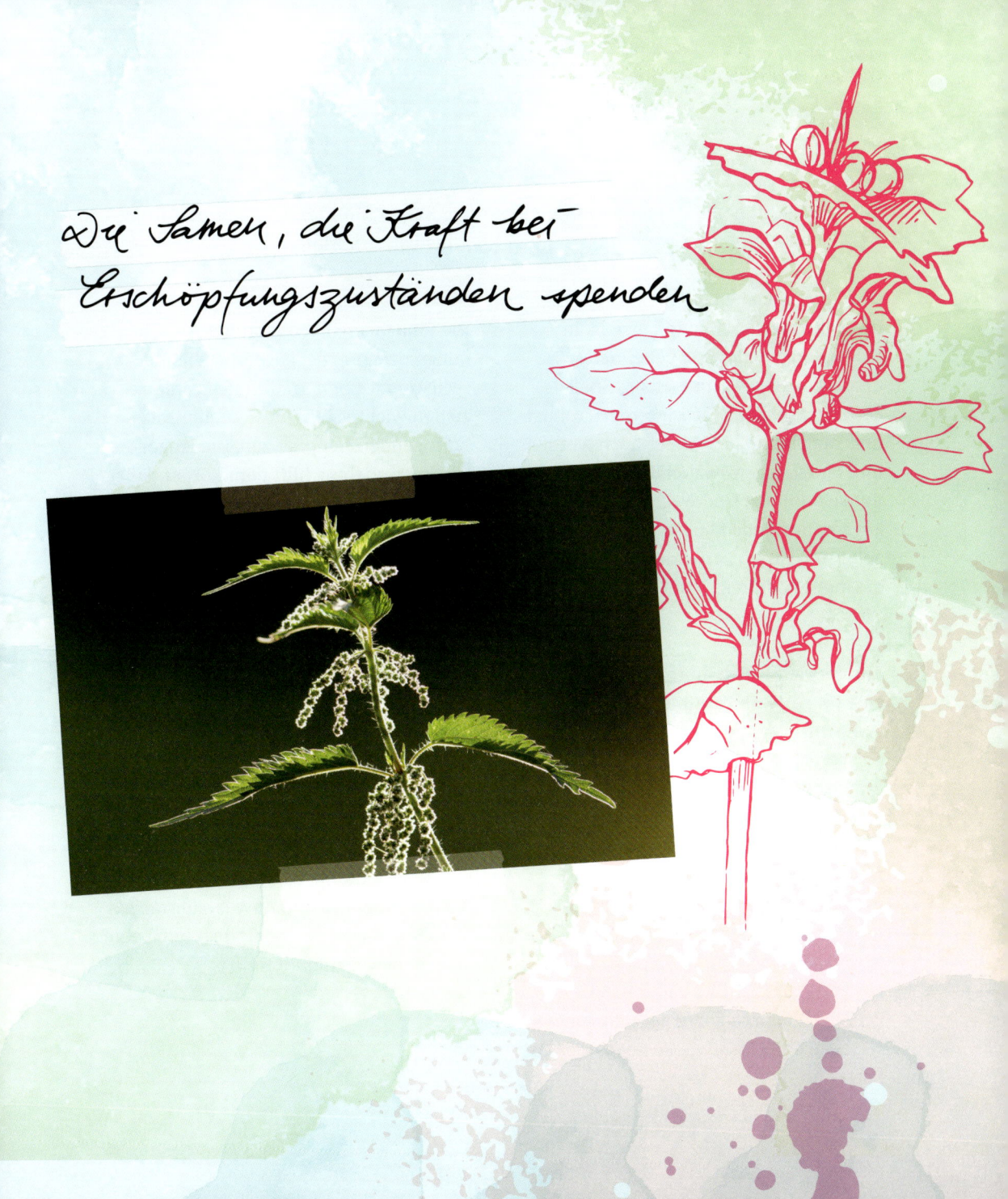

Chinabeere (*Schisandra chinensis*)

Vor 5000 Jahren soll der legendäre heilkundige Kaiser Shennong geglaubt haben, dass Schisandra die Gesundheit schützt und das Leben verlängert.

Lebensraum und Pflanze

Diese attraktive Schlingpflanze ist in Japan, Korea und China beheimatet. Die Chinabeere, auch Chinesisches Spaltkörbchen genannt, ist winterhart, robust und kann bis zu fünf Meter hoch werden. Ihre langstieligen, ovalen Blätter glänzen dunkelgrün und sind wechselständig angeordnet. Ende Mai bis Juni öffnen sich gelblich weiß bis zartrosafarbene Blüten, die intensiv duften.

Die Chinabeere

Aus der weiblichen Blüte entwickelt sich eine bis zu zwölf Zentimeter lange, ährige Sammelfrucht, die bis zu 25 rote, saftige Beeren trägt, die an Johannisbeeren erinnern. Die aromatischen Früchte mit einem Durchmesser von sechs bis acht Millimetern können von September bis November geerntet werden. Die TCM nennt sie »Wu Wei Zi«, die »Frucht der fünf Aromen«: Fruchtfleisch und Schale sind süßsauer mit salziger Note, die Kerne schmecken bitter und scharf. Die Beeren können roh oder gekocht verzehrt werden, getrocknet wie Rosinen oder als Pulver.

Die Eigenschaften

Die Chinabeere hat ein breites Anwendungsspektrum bei körperlichen und seelischen Leiden, traditionell zählt sie zu den wichtigsten tonisierenden, also kräftigenden Heilpflanzen. Die längerfristige Einnahme hilft dem Körper dabei, sich an Stress und veränderte Umweltbedingungen anzupassen. Kräuterkundige verordnen sie, um geistige Fähigkeit zu aktivieren, körperliche Leistungsfähigkeit und Libido zu steigern, Leber und Nieren zu schützen und zu entgiften, und gegen Schlaflosigkeit.

Charakteristische Inhaltsstoffe

Die vielen Bestandteile der Chinabeere sind noch nicht sämtlich erforscht. Man weiß aber, dass die wesentliche Komponenten Lignane sind, wie Schisandrol A und Schisandrol B, die in der Pflanzenwelt als Fraßgifte und Abwehrsubstanzen dienen. Außerdem enthält die Chinabeere ätherische Öle und Vitamin C.

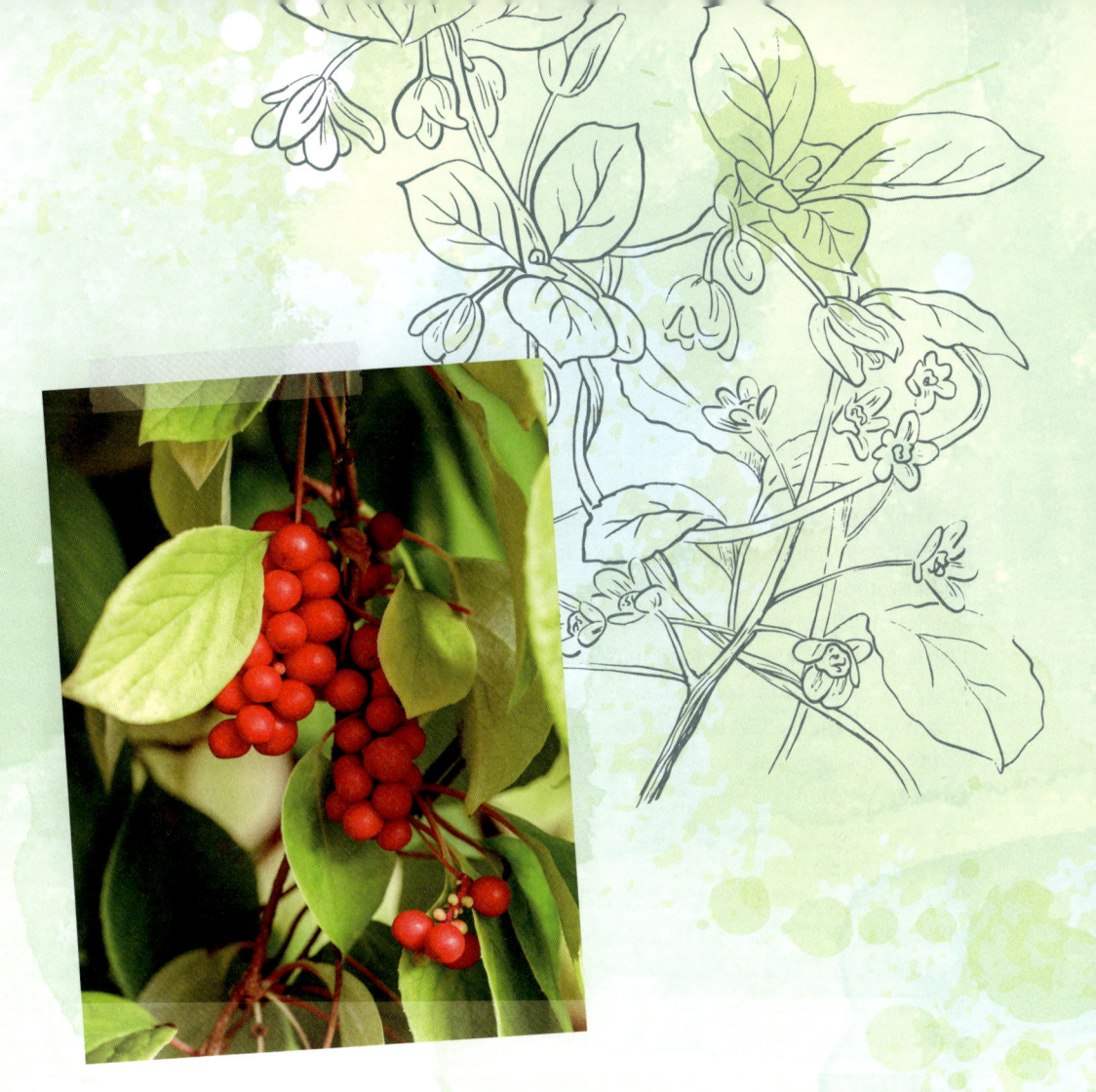

Die Beere mit dem Doppeleffekt:
mehr Vitalität bei innerer Ruhe

Eingriffeliger Weißdorn (*Crataegus monogyna*)

Der Gattungsname des Weißdorns »Crataegus« leitet sich vom griechischen »krataiós« für »fest«, »stark« ab – die Eigenschaften des Weißdornholzes.

Lebensraum und Pflanze

Der robuste und anspruchslose Groß-strauch ist in Süd- und Nordeuropa heimisch, in Russland, Sibirien, im Hima-laya, in Nordafrika, Chile und China. Er wächst an Waldrändern, in Hecken und in Eichen- und Auwäldern und bietet vielen Tierarten Nahrung und Unterschlupf. Die Gattung ist sehr alt, man fand in Nord-amerika Fossilienüberreste aus der Krei-dezeit vor rund 145 Millionen Jahren, der Weißdorn selbst kann mehrere Hundert Jahre alt werden

Die Weißdornfrüchte

Von Mai bis Juni steht der knorrige und astreiche Weißdorn mit üppigen Doldenrispen in voller Blüte. Er duftet nach fauligem Gas. Doch genau dieses Trimethylamin lockt Bienen, Hummeln und Schmetterlinge an. Im September bis Oktober sind die blaustichig roten, acht bis zehn Millimeter langen, eiförmigen Beeren reif. Sie haben weißes, säuerlich süßes Fruchtfleisch von mehliger Kon-sistenz um einen Steinkern und sollten wegen der kräftigen Dornen an den Ästen nur mit Handschuhen geerntet werden.

Die Eigenschaften

In der westlichen Pflanzenmedizin dient der Weißdorn als Herztonikum sowie zur Normalisierung des Blutdrucks. Man versteht ihn als ein kühlendes Kraut, das Ruhe und normale Funktion in ein über-regtes System bringt. Die TCM betrachtet ihn als verdauungsförderndes Stärkungs-mittel, vor allem aber als nervenstärken-de Heilpflanze. So soll er die emotionale Balance wiederherstellen, und bei Angst-zuständen und Gereiztheit, stressbeding-ten Herz- und Magen-Darm-Symptomen und leichten Schlaf- oder Konzentrations-problemen beruhigen.

Charakteristische Inhaltsstoffe

Der Weißdorn, dessen Blüten, Blätter und Früchte genutzt werden, besitzt in allen Pflanzenteilen Gerb- und Bitterstoffe. In den Früchten sind u. a. stark antioxidativ wirkende Oligomere Procyanidine (OPC) und Flavonoide enthalten, ätherische Öle und Vitamin C.

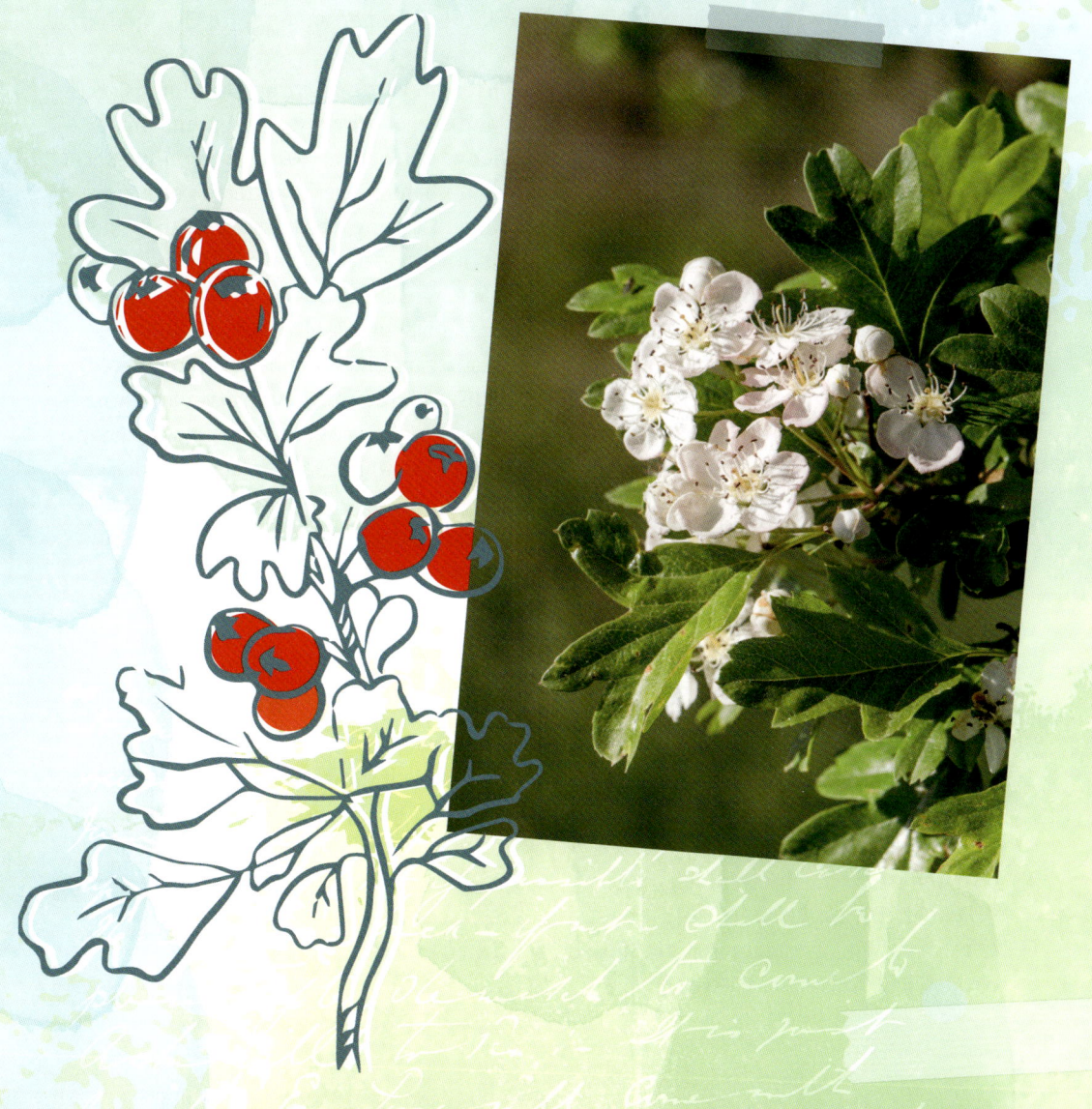

Der Allrounder für Herz und Psyche

Echter Ginseng (*Panax ginseng*)

Er ist König der Kräuter, Wurzel des Himmels, Menschenwurzel, Weltwunder:
Fakt ist, dass die TCM mit Ginseng seit 2000 Jahren die Lebensenergie Qi aktiviert.

Lebensraum und Pflanze

Der echte Ginseng stammt aus Korea.
Die krautige Pflanze bevorzugt Berg-
landschaften bis zu 1000 Meter Höhe
oder sonnengeschützte Waldböden.
Im 20. Jahrhundert war er weltweit so
gefragt, dass man die Wildbestände fast
ausrottete. Heute wird er in Plantagen vor
allem in China und Südkorea kultiviert.
Nach zwei Jahren Keimzeit entwickelt die
Pflanze eine mehrjährige oberirdische
Staude. Sie wird 30 bis 80 Zentimeter
hoch und trägt im dritten Jahr handför-
mige Blätter an einem kahlen Stängel. Aus
den weißlichen Blütendolden entwickeln
sich leuchtend rote Steinfrüchte.

Die Ginsengwurzel

Der medizinisch verwendete Pflanzenteil
des Ginsengs ist seine Wurzel (Radix).
Dieser zylindrische Wurzelstock wird
acht bis zwölf Zentimeter lang bei einem
Durchmesser von etwa zwei Zentimetern und ist bis in feine Wurzelhärchen
verzweigt. Bis zur Ernte im Herbst dauert
es etwa sieben Jahre, dann hat die Wurzel
ein Gewicht von 60 bis 100 Gramm

erreicht. Weißer Ginseng ist vier bis sechs
Jahre alt, er wird gewaschen und an der
Sonne getrocknet. Wird er zuvor wasser-
dampfbehandelt, verändert er sich zum
Roten Ginseng, der hart und rötlich ist.

Die Eigenschaften

Die Ginsengwurzel erhöht die Toleranz
des Organismus gegenüber unterschied-
lichsten Stressreizen wie etwa krankma-
chenden Umweltgiften oder psychischem
Stress. Vor allem sehr erschöpfte Menschen profitieren von der anregenden
Wirkung des Tonikums. Ginseng verbessert Konzentration und Aufmerksamkeit
und stimuliert das Immunsystem.

Charakteristische Inhaltsstoffe

Ginseng ist eine der besterforschten
Heilpflanzen. Zu den Inhaltsstoffen, die
maßgeblich für die besondere Wirksamkeit sind, gehören die Ginsenoside. Ihr
Gehalt nimmt mit dem Alter der Wurzel
zu. Diese Wirkstoffe mit einer komplexen
Struktur schützen die Pflanze vor schäd-
lichen Mikroorganismen.

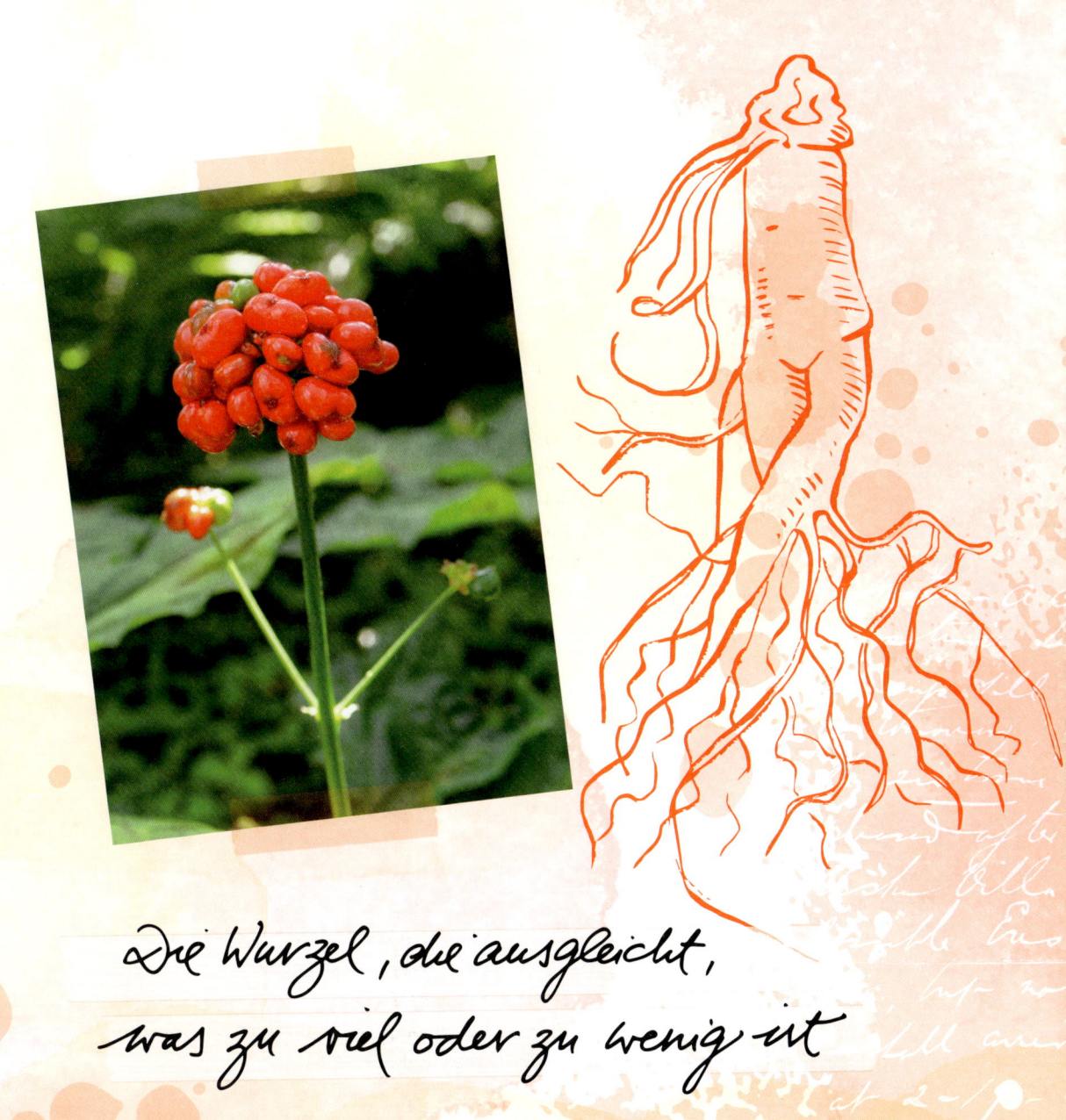

Die Wurzel, die ausgleicht,
was zu viel oder zu wenig ist

Guduchi (*Tinospora cordifolia*)

Viele Heilwirkungen, viele Namen: In Sanskrit wird die stärkende Pflanze Guduchi mit Amrita, dem göttlichen Trank der Unsterblichkeit, gleichgesetzt.

Lebensraum und Pflanze

Guduchi ist eine verholzende Rank-pflanze, die in den tropischen Regionen Indiens, Myanmars und Sri Lankas ihre Heimat hat. Sie schlingt sich im lichten Schatten in beeindruckende Wuchshö-hen an Bäumen hoch. Die Kletterpflan-ze verträgt Trockenheit, um danach in einem Jahr mehrere Meter zu wachsen. Bemerkenswert sind ihre enorm langen Luftwurzeln, mit deren Hilfe sie sich Energie aus der Erde holt. Guduchi trägt im Sommer winzige gelblich grüne Blü-ten. Ihre erbsengroßen Einzelsteinfrüchte werden mit der Reifung hellrot.

Die Guduchiblätter

Von Guduchi werden Stiele, Stamm, Wur-zeln und vor allem die Blätter verwendet. Die Blätter sind weich und herzförmig, acht bis zehn Zentimeter groß und schmecken bitter-herb. Guduchi sollte möglichst frisch verwendet werden, weil es dann wirksamer ist. Man kann die Blätter täglich roh kauen, als Smoothie trinken oder mit Aloe-vera-Saft mischen.

Die Eigenschaften

Im Ayurveda gilt Guduchi als Rasayana, als Tonikum für eine robuste körperliche und geistige Verfassung. Es soll das Im-munsystem stärken, für ein harmonisches Gleichgewicht der Körperfunktionen (Homöostase) sorgen und allgemein als Lebenselixier gegen vorzeitiges Altern wirken. Besonders bei Erschöpfungszu-ständen wirkt die Pflanze aufbauend und vitalisierend. Sie wirkt entgiftend und entschlackend.

Charakteristische Inhaltsstoffe

Das Multitalent Guduchi zählt zu den zehn bedeutendsten Heilpflanzen des Ayurveda. Es enthält als wirksame Subs-tanzen zum Beispiel das Glukosid Giloin, das den bitteren Geschmack verursacht, oder Protoberberin-Alkaloide, die man vor allem von Mohngewächsen kennt und die für psychoaktive Medikamente und Sedativa verwendet werden. Außerdem finden sich in den Blättern Kalzium, Phos-phor und Proteine.

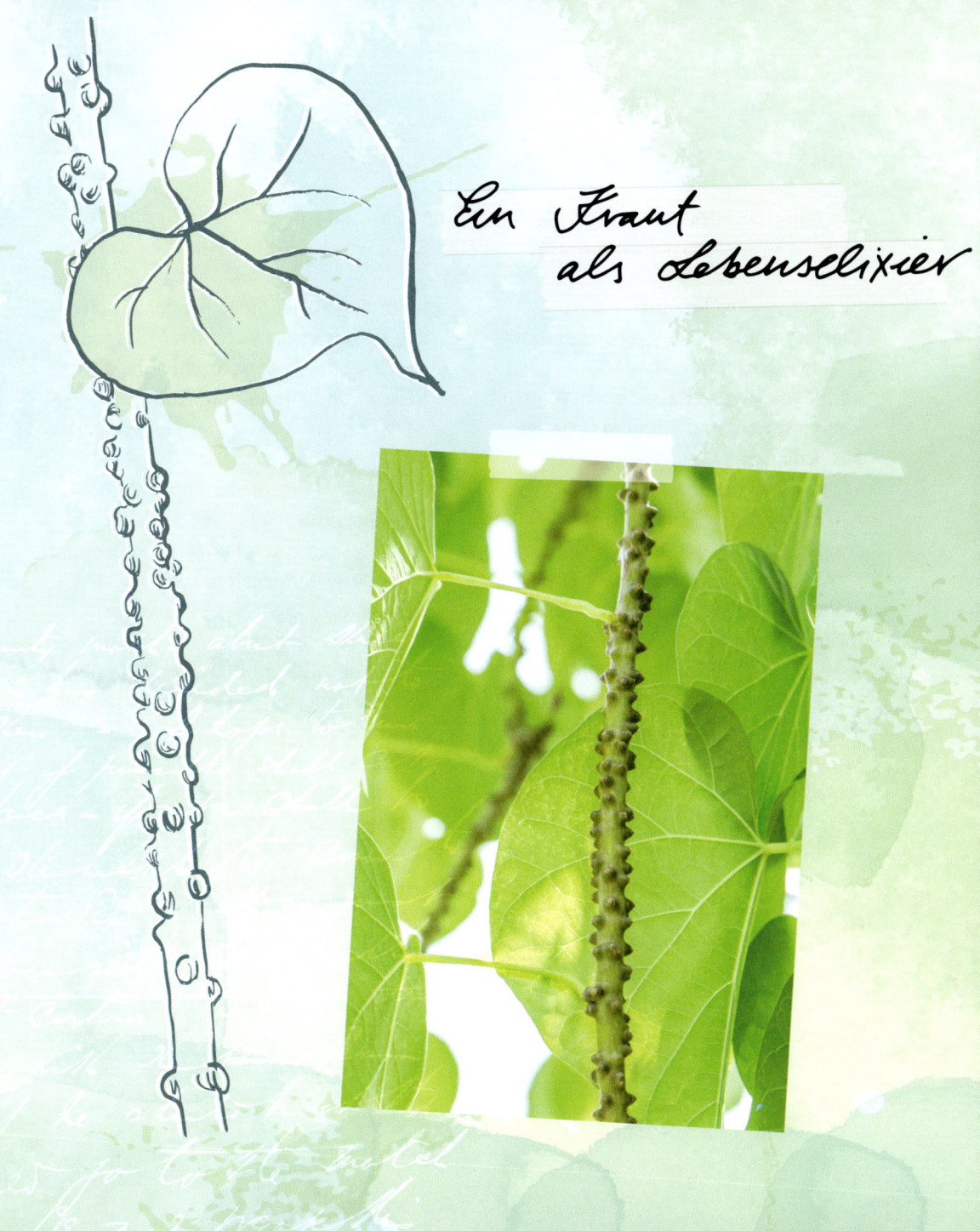

Ein Kraut
als Lebenselixier

Indisches Basilikum, Tulsi (*Ocimum sanctum*)

Der Anbau von Indischem Basilikum hat eine spirituell-praktische Komponente, denn er soll seinen Gärtner mit den kreativen Kräften der Natur verbinden.

Lebensraum und Pflanze

Die deutsche Bezeichnung dieses Krauts ist Königsbasilikum oder Heiliges Basilikum. Das Gewürz, das seit dem Altertum kultiviert wird und mit dem *Ocimum basilicum* der Italienischen Küche verwandt ist, ist im ganzen südlichen Asien, im nordöstlichen Afrika sowie im tropischen Amerika zuhause. Die einjährige Pflanze ist ein buschig verzweigtes, angenehm duftendes Kraut von 20 bis 45 Zentimetern Höhe. Von Juni bis September bildet es Ähren mit zahlreichen Lippenblüten in Rosa, Weiß oder Violett an bräunlichen, behaarten Stängeln. Die braunen bis fast schwarzen Samen sind winzige, tropfenförmige Nussfrüchte.

Die Basilikumblätter

Verwendet werden in der Naturheilkunde vor allem die Blätter des Tulsikrauts. Anders als die Blätter des mediterranen Basilikums sind die Tulsiblätter am Rand deutlich gesägt, etwas dunkler und etwas dünner. Jedes Blatt kann bis zu sechs Zentimeter lang und bis zu vier Zentimeter breit werden. Sie laufen leicht spitz zu und tragen feine Drüsenhaare. Ihr pfeffriger Geschmack weist angenehme Zitrus-, Nelken- und Pimentnoten auf.

Die Eigenschaften

Der Hindi-Name für Basilikum ist Tulsi für »unvergleichlich« und tatsächlich hat es im Ayurveda seit Jahrtausenden einen besonderen Status als hervorragendes Heilkraut mit breitem Wirkspektrum. Täglich verzehrt schützt es vor Krankheit und fördert Gesundheit, Wohlbefinden und Langlebigkeit. Außerdem soll er dem Hautbild Glanz und der Stimme zarte Süße verleihen, Schönheit, Intelligenz, Stamina und eine ruhige Ausgeglichenheit begünstigen.

Charakteristische Inhaltsstoffe

Die medizinischen Eigenschaften des Basilikumblatts schreibt man vor allem seinen ätherischen Ölen zu. Deren Hauptbestandteile sind Eugenol, Apigenin und Linalool, die sich auf den Serotoninspiegel auswirken sollen.

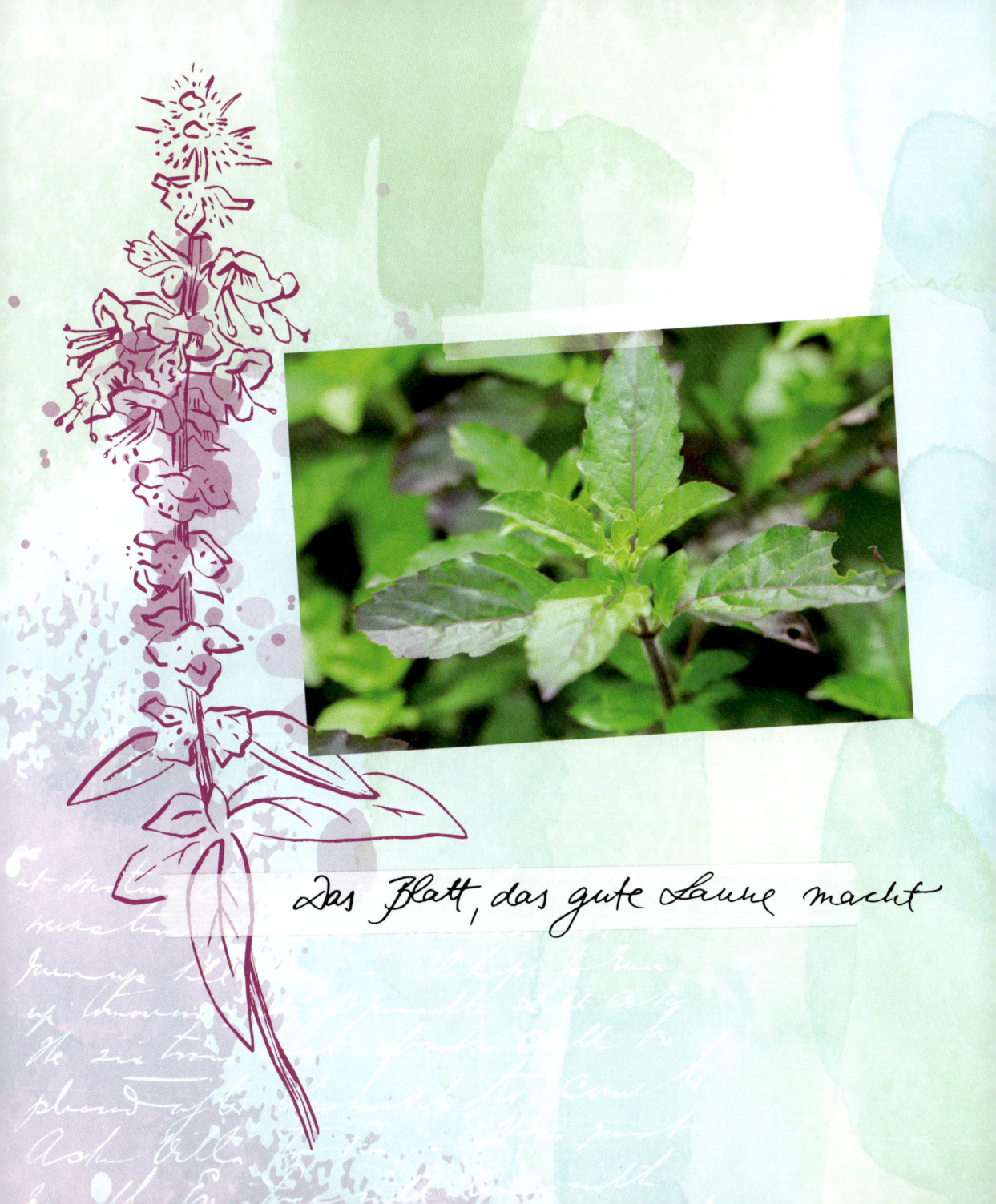

Das Blatt, das gute Laune macht

Indischer Wassernabel, Gotu Kola (*Centella asiatica*)

Der Überlieferung nach verdanken die Elefanten Indiens ihr sehr gutes Gedächtnis dem Wassernabel: Er wächst dort wie Unkraut und wird von den Tieren gefressen.

Lebensraum und Pflanze

Anders, als es sein Name vermuten lässt, ist der Indische Wassernabel auch in Indonesien, China und Südostasien beheimatet. Er kann in sumpfigen, nährstoffreichen Gebieten leben, wo er Schwimmblätter wie Seerosen bildet, oder auf trockenerem Untergrund mit bis zu 15 Zentimeter hohen gestielten Blättern. Der Wassernabel trägt von April bis Oktober unauffällige Dolden mit rosa bis weißen Blüten, die winzige Früchte mit meist zwei Samenkörnern ausbilden.

Die Blätter des Wassernabels

Die rundlichen, am Rande eingekerbten und am Stängelansatz nabelartig eingesunkenen Blätter sind relativ bitter. Das Kraut wird für Heilzwecke oder als Blattgemüse genutzt. So genießt man es in asiatischen Ländern als Salat, Frischsaft oder als Gemüse. Eine typische Beilage zu Currys besteht aus zerkleinerten Wassernabelblättern, Schalotten, Limettensaft, Zucker, Salz, Chili und Kokosflocken.

Die Eigenschaften

In der TCM wie im Ayurveda wird der Wassernabel als Pflanze der Langlebigkeit verehrt und besitzt den Status eines Allheilmittels. Man schätzt besonders seine positiven Effekte auf Gedächtnis und Konzentration. Er soll das Gehirn entspannen, speziell, wenn es auf Hochtouren läuft und sich nicht mehr beruhigen will. Zudem wirkt er konzentrationssteigernd, nervenberuhigend und hat nachweislich eine sedative und antidepressive Wirkung.

Charakteristische Inhaltsstoffe

Die Wassernabelblätter sind chemisch komplex zusammengesetzt. Vermutlich sind die enthaltenen sogenannten Triterpenverbindungen für den Großteil seiner adaptogenen Wirkungen verantwortlich. Außerdem hat er mit Pflanzenflavonoiden wie etwa Quercetin antioxidative und antientzündliche Eigenschaften. Der Pflanzenfarbstoff Quercetin schützt Blumen, Früchte und Kräuter vor Umwelteinflüssen. Ein Anteil ätherischer Öle wirkt antibakteriell.

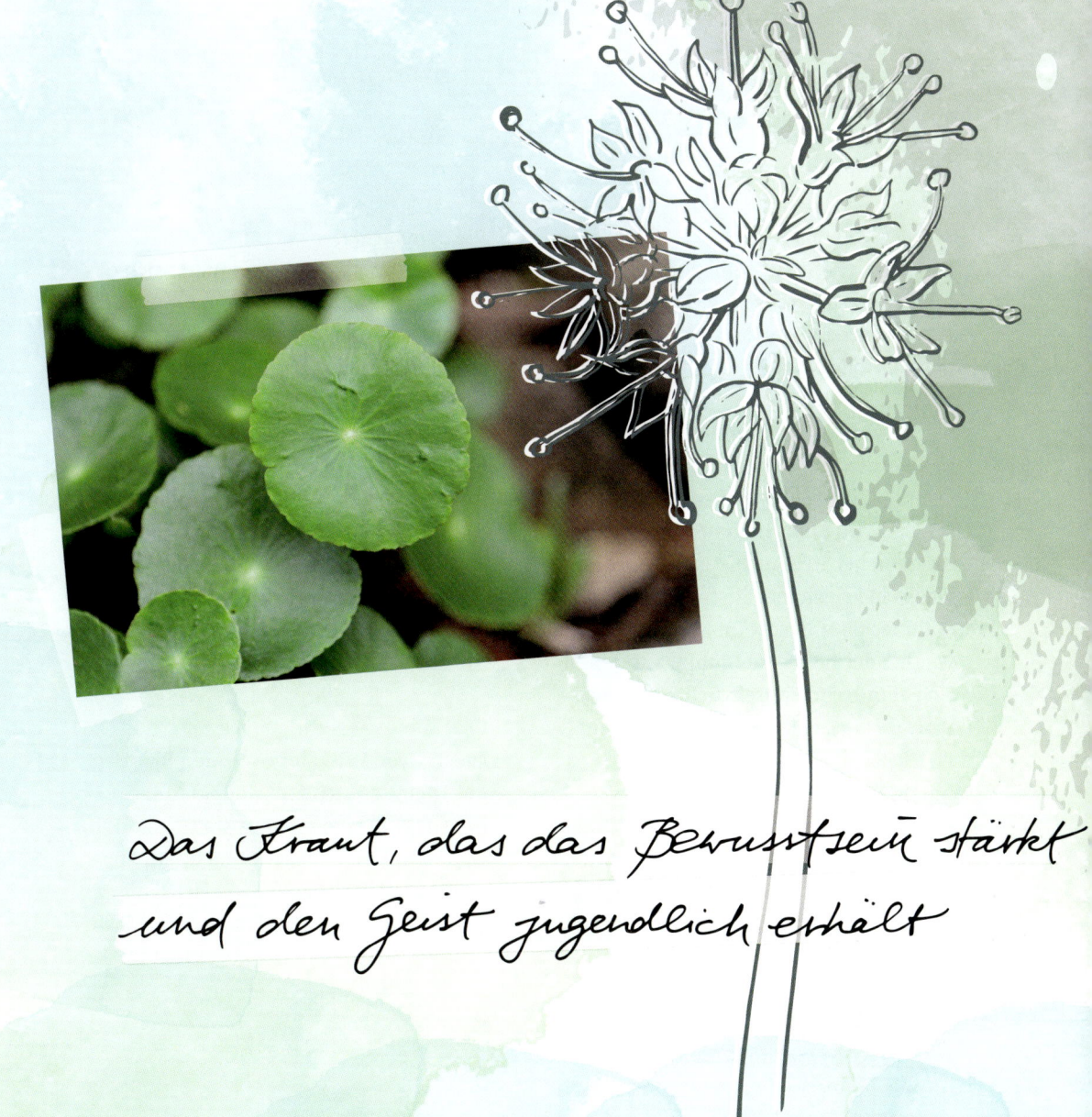

Das Kraut, das das Bewusstsein stärkt
und den Geist jugendlich erhält

Kleines Fettblatt, Brahmi (*Bacopa monnieri*)

Traditionell salbte man in Indien Neugeborene mit Brahmi: Es sollte ihnen das Tor zur Intelligenz öffnen.

Lebensraum und Pflanze

Das Kleine Fettblatt fühlt sich in tropischen und subtropischen Gebieten Indiens, Nepals, Sri Lankas, Chinas, Taiwans und Floridas wohl. Es kommt bis auf 1300 Meter Höhe vor, in sumpfigen Gebieten, am Rand stehender Gewässer oder in Meeresnähe. Die mehrjährige Pflanze verträgt Süß-, Salz- und sogar Brackwasser. Sie wird etwa 15 Zentimeter hoch, die zehn bis 30 Zentimeter langen Stängel wachsen kriechend. Sie trägt den ganzen Sommer über unscheinbare, zartduftende weiße oder hellblaue Blüten, aus denen sich elliptische Kapselfrüchte mit einer Vielzahl winzig kleiner Samen bilden.

Die Blätter des Kleinen Fettblatts

Die hellgrünen, unbehaarten, fleischigen Blätter können bis etwa zwei Zentimeter groß werden und sind schmal spatelförmig. Sie liegen gegenständig angeordnet direkt am Stängel an. Die Blätter, aus denen der sogenannte Brahmi-Extrakt hergestellt wird, schmecken sehr bitter. Zerkleinert verströmen sie ein zitroniges Aroma. Blüten und Stängel können ebenso verwertet werden.

Die Eigenschaften

Im Laufe von Jahrtausenden hat sich das Kleine Fettblatt als Brahmi im Ayurveda als ein sogenanntes Medhya-Rasayana etabliert. Übertragen bedeutet dies Schutz und Unterstützung für die Funktionen des Geistes. Seinen Namen verdankt es Brahmi, der hinduistischen Göttin des Lernens. Es konnte gezeigt werden, dass Brahmi die Verarbeitung optischer Information beschleunigt, schneller gelernt werden kann und sich Neues rascher im Gedächtnis verankert. Zudem löst es Angst.

Charakteristische Inhaltsstoffe

Die aktiven Wirkstoffe aus den Blättern des Kleinen Fettblatts sind Steroidsaponine. Davon sind die Bacoside A und B für den kognitiven Effekt verantwortlich. Sie sollen die Übertragung von Nervenimpulsen beschleunigen und dadurch Gedächtnis und Wahrnehmung allgemein stärken.

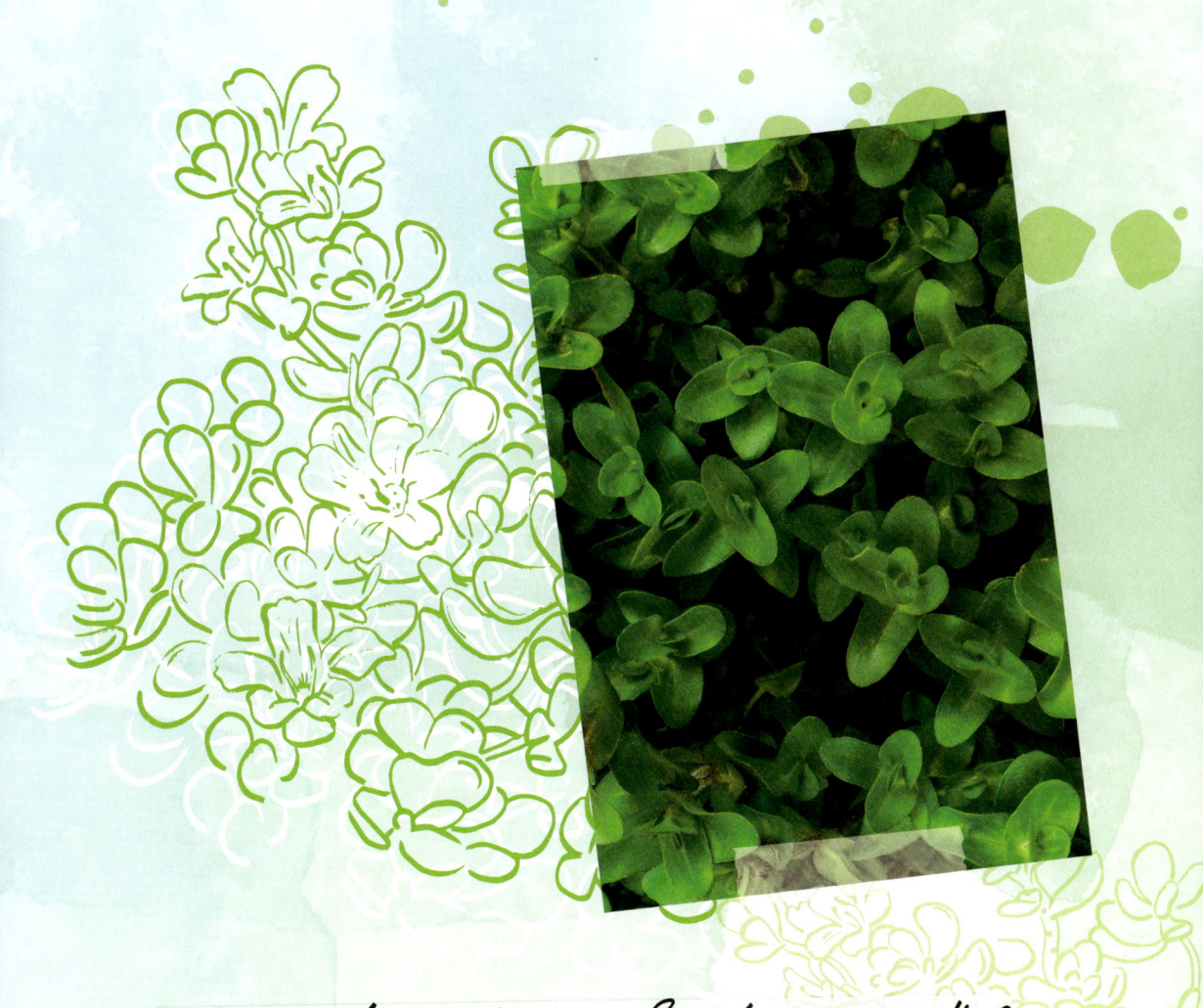

Das krautige Stärkungsmittel
für das Gehirn

Kraut der Unsterblichkeit, Jiaogulan (*Gynostemma pentaphyllum*)

Als japanische Wissenschaftler nach einem künstlichen Süßstoff suchten, stießen sie auf die ginsengähnlichen Komponenten des Jiaogulan.

Lebensraum und Pflanze

Das Unsterblichkeitskraut ist ein wuchsfreudiges, rankendes Kürbisgewächs, das über acht Meter lang werden kann. Es ist in Japan, Korea, China, Malaysia, Thailand und Indien heimisch, liebt sandige Lehmböden und volle Sonne. Die mehrjährige Kletterpflanze ist bis in 3 200 Metern Höhe zu finden und erträgt bis zu minus 15 Grad. Sie überwintert unterirdisch. Von Juli bis August erscheinen einfache, sternförmige Blüten in grünweißen Rispen. Aus den weiblichen Blüten entwickeln sich kugelige schwarze bis acht Millimeter große, essbare Beeren mit bittersüßem Geschmack.

Die Blätter des Unsterblichkeitskrauts

Die frischgrünen Blätter, die aus fünfgliedrigen, schlanken Teilblättern bestehen, nutzt man frisch und getrocknet für Tee oder zum Süßen. Ihr erst süßlicher, später leicht bitterer Geschmack erinnert an Lakritz und Anis. Gekocht lassen sie sich wie Spinat verwenden. Li Shizhen, der Vater der TCM, beschrieb im 16. Jahrhundert in seiner medizinischen Enzyklopädie »Bencao gangmu« erstmals Jiaogulan.

Die Eigenschaften

Eine Volkszählung in den 1970er-Jahren erbrachte, dass in Südchina, wo regelmäßig kräftigender und durchblutungsfördernder Jiaogulan-Tee genossen wird, der Anteil der über Hundertjährigen über dem Bevölkerungsschnitt liegt. In der Pflanzenheilkunde wird er wegen seiner ausgleichenden Wirkung auf das Nervensystem eingesetzt, hat sich bei Schwindel, Kopfschmerz, Vergesslichkeit, Schlaflosigkeit oder Tinnitus bewährt. Unruhige und ängstliche Menschen soll er beruhigen.

Charakteristische Inhaltsstoffe

Jiaogulan verfügt über Saponine – bislang wurden mehr als 100 beschrieben –, die teils denen von Ginseng (*Panax ginseng*) chemisch sehr ähnlich sind und teils eine eigene Klasse bilden, die Gypenoside.

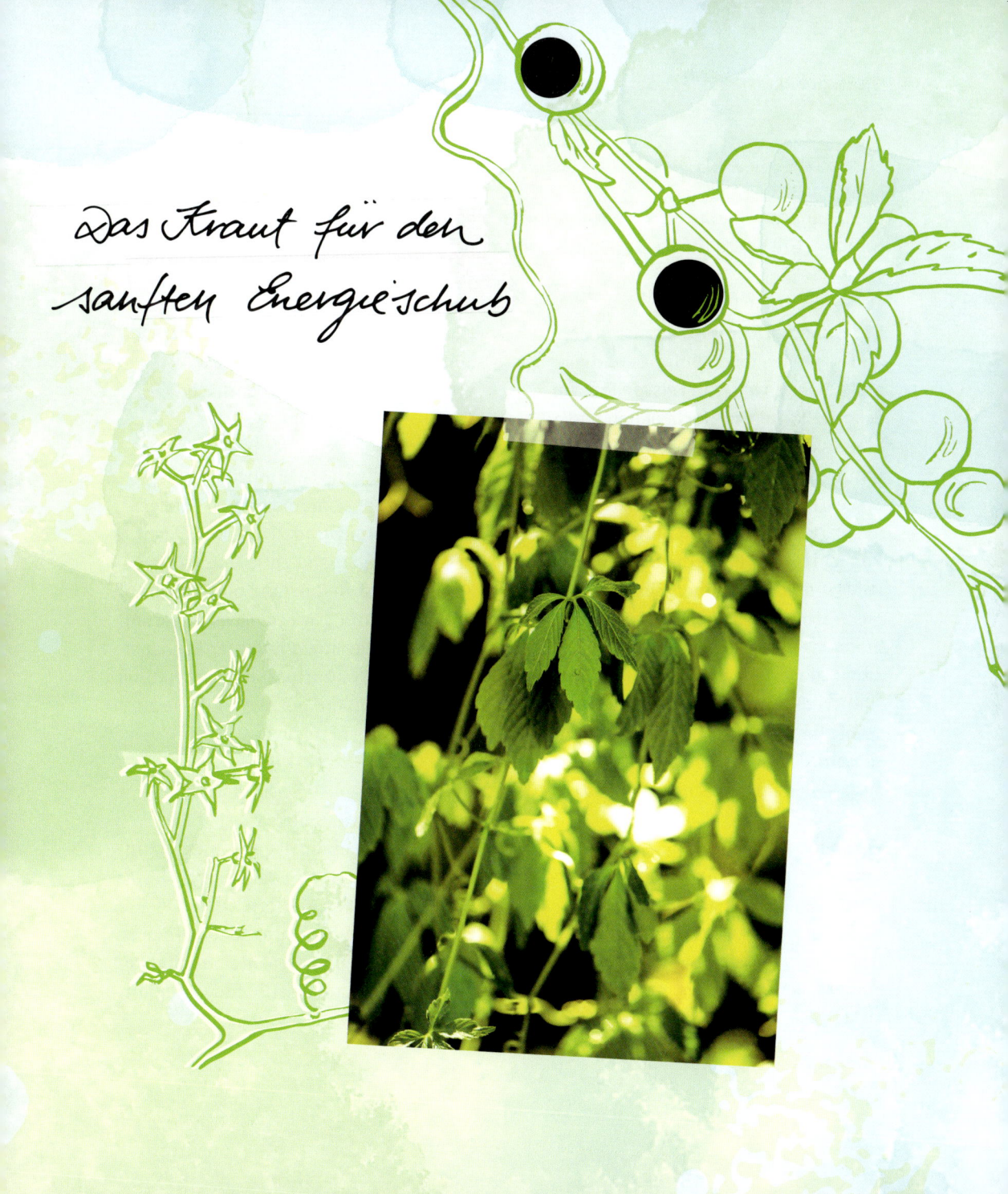

Das Kraut für den
sanften Energieschub

Rosenwurz, Rhodiola (*Rhodiola rosea*)

Einst sandten Chinas Kaiser Expeditionen wegen der goldenen Wurzel nach Sibirien. Sie sollte ihnen ein langes Leben und Unsterblichkeit sichern.

Lebensraum und Pflanze

Die winterharte Rosenwurz ist in den arktischen Regionen Europas und Asiens zuhause, wo sie in Felsspalten, auf Schotterflächen, in Hochebenen und an Meeresklippen in Horsten wächst. Das robuste Dickblattgewächs wird etwa 20 Zentimeter hoch und speichert Wasser in fleischig beblätterten Blütentrieben. Von Mai bis Juli blüht die Rosenwurz in leuchtend gelbgrünen Einzelblüten, die in Trugdolden stehen, ihre winzigen braunen Samen verbreitet der Wind. Zum Schutz der natürlichen Bestände sind Wildsammlungen in vielen Ländern streng limitiert oder verboten, kommerziell wird sie im Altai-Gebirge, in China und auch in der alpinen Schweiz angebaut.

Die goldene Wurzel

Ihren Namen verdankt sie ihrem Wurzelstock, der frisch geschnitten einen rosenartigen Geruch verströmt. Arzneilich verwendet man die Wurzeln, in einigen Ländern verzehrt man sie auch als Gemüse. Die Rosenwurz bildet ein knolliges, unterirdisches Rhizom als Überdauerungsorgan aus. Davon streben Seitentriebe mit fleischigen, bläulich grünen Blättern an die Oberfläche.

Die Eigenschaften

Rosenwurz wird traditionell vielseitig eingesetzt: in skandinavischen Ländern bei Erschöpfung und Abgeschlagenheit, in Gebirgsregionen Zentraleuropas bei Kopfschmerz, in Russland und Sibirien als Aphrodisiakum, zur Lebensverlängerung und zur Steigerung physischer Ausdauer und der Konzentrationsfähigkeit. Aktuell entdeckt man ihre positiven Effekte auf Denk- und Lernfähigkeit.

Charakteristische Inhaltsstoffe

Rosavin, Rosarin und Rosin sind die Hauptkomponenten. Sie kommen nur in der Rosenwurz vor, in der Wurzel viermal so viel wie in den Blättern. Diesen Pflanzenstoffen und den antioxidativ wirkenden Salidrosid und Tyrosol schreibt man die stärkende und erschöpfungsmindernde Wirkung zu.

Die Wurzel für mehr Ausdauer –
im Sport und in der Liebe

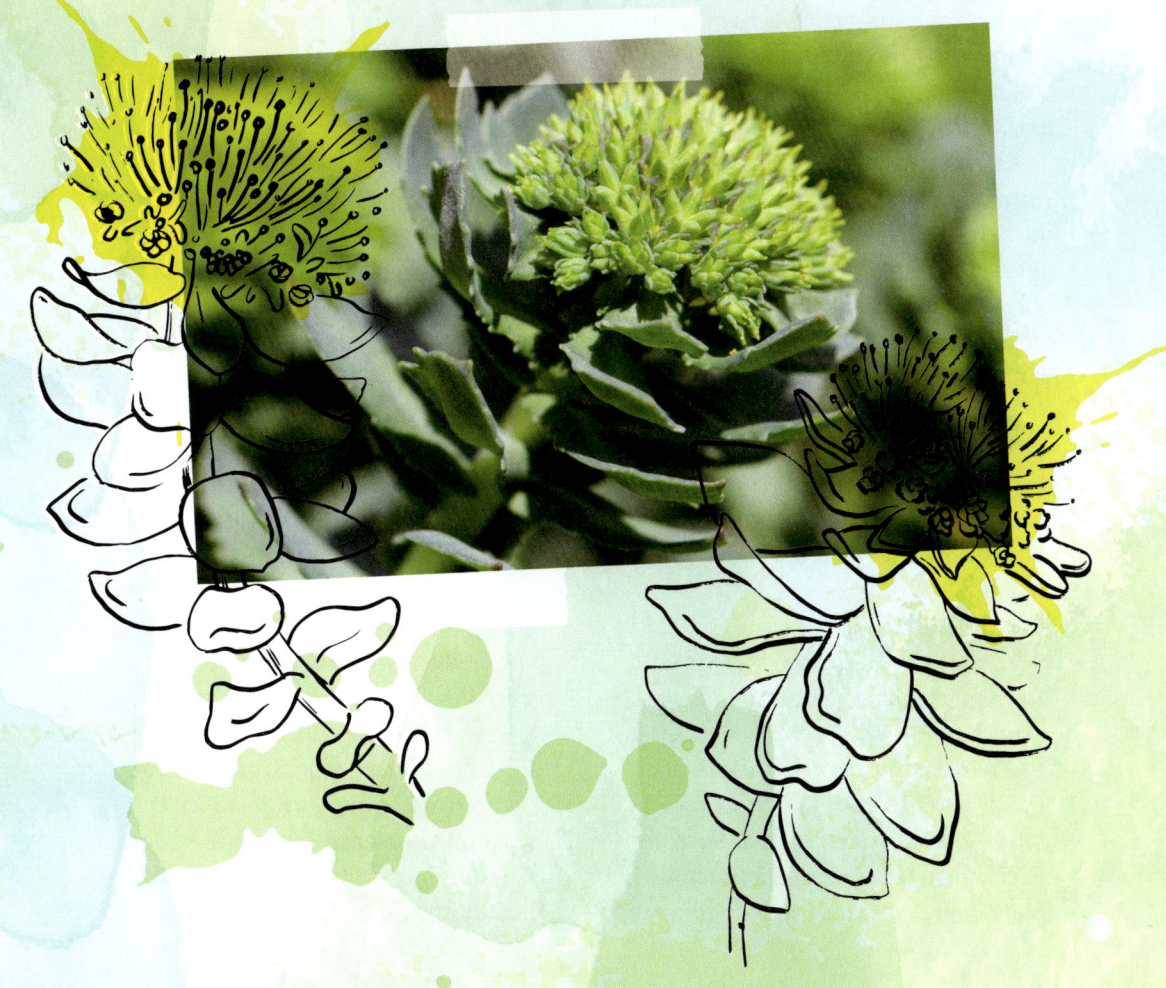

Schlafbeere, Ashwaganda (*Withania somnifera*)

Der Sanskrit-Name dieser Pflanze bedeutet »der Geruch eines Pferdes« und das betont zugleich ihren stechenden Duft und die vitalisierenden Kräfte.

Lebensraum und Pflanze

Die buschige, aufrecht wachsende Pflanze ist in Indien, in Sizilien und auf Sardinien, auf den Kanarischen Inseln, in Südeuropa, Nordafrika, im Nahen Osten sowie in China zu finden. Das mehrjährige, anspruchslose Kraut kann über einen Meter hoch werden. Kommerziell angebaut wird die Schlafbeere vor allem in Indien, Pakistan und Afghanistan. Die Blätter sind länglich oval und bis zu zwölf Zentimeter lang. Von Juli bis September erblüht sie in glockenförmigen, gelblichen Blüten. Daraus entwickeln sich ballonartige, bräunliche transparente Fruchthüllen, die den Lampions der Physalis ähneln und die die scharlachroten Beeren umhüllen.

Die Schlafbeerenwurzel

Die bis zu 30 Zentimeter lange, wenig gekrümmte Wurzel bildet kaum Seitenwurzeln aus. Ihr Geruch ist stark und charakteristisch, der Geschmack leicht bitter, an Lakritze erinnernd. Sie wird nach einem Jahr geerntet, von Januar bis März, und dann im Ganzen oder in kurze Stücke geschnitten traditionell an der Sonne getrocknet und schonend zu Pulver vermahlen.

Die Eigenschaften

Die Schlafbeerenwurzel hat einen ähnlich hohen Status wie Ginseng. Kein Wunder, dass sie den Beinamen Indischer Ginseng trägt. Im Ayurveda gilt sie als Rasayana – als Verjüngungs- und Allheilmittel. Anders als der stimulierende Ginseng besitzt sie beruhigende Eigenschaften, ihr lateinischer Name *somnifera* bedeutet »zum Schlaf verhelfen«. Moderne Herbalisten nutzen sie auch gegen Stress und für das Immunsystem sowie als Löser von Ängsten und Depression.

Charakteristische Inhaltsstoffe

Die medizinische Wirksamkeit wird den Withanoliden zugesprochen, den Hauptkomponenten der Schlafbeerenwurzel. Withanolide sind eine Gruppe natürlicher organischer Verbindungen, die in Wirkung und Aussehen eine Ähnlichkeit mit den Ginsenosiden aufweisen, den aktiven Inhaltsstoffen des Echten Ginsengs.

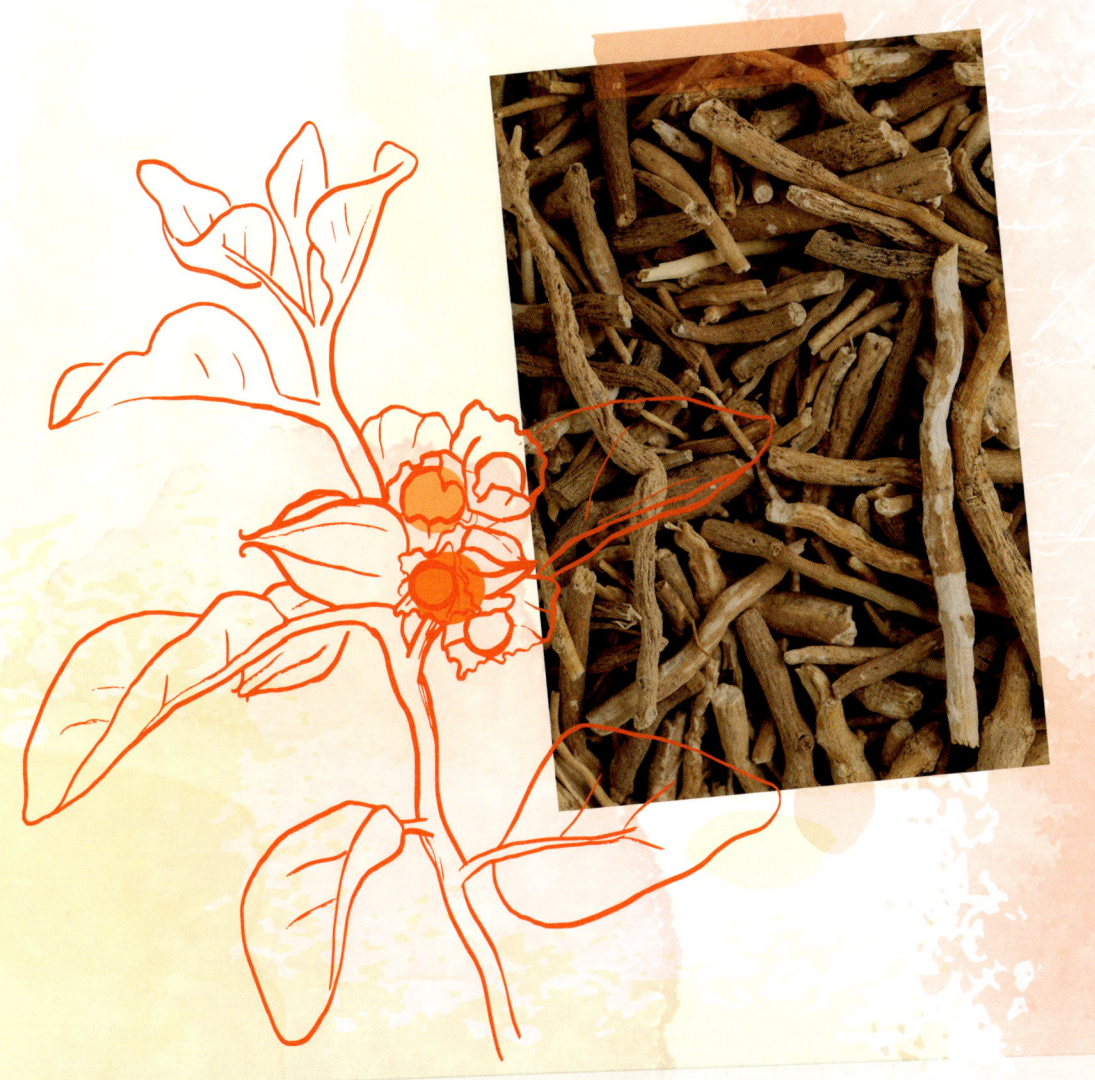

Die Wurzel für gestresste und nervöse Menschen

Seidenbaum, Mimose (*Albizia julibrissin*)

Die TCM nennt die strahlende Blüte des Seidenbaums »He Huan Hua« – Blume des fröhlichen Beisammenseins.

Lebensraum und Pflanze

Die gemäßigten Regionen Asiens, im Iran, von Ostchina bis Japan, sind seine Heimat. Der filigrane Seidenbaum erreicht drei bis acht Meter Höhe und bildet eine schirmförmige Krone. Die wechselständigen, 20 bis 30 Zentimeter langen Blätter sind doppelt gefiedert und bewegen sich beim kleinsten Windhauch. Der Eigenart, nachts die feinen Blattfiedern zusammenzufalten, verdankt er den Beinamen Schlafbaum. Bei großer Trockenheit zeigt sich dieses Phänomen ebenfalls. Temperaturen bis etwa minus 15 Grad übersteht er kurzzeitig. Aus den Blüten entwickeln sich bis zu 15 Zentimeter lange Schoten, die den Winter über an den Ästen hängen. Sie sind behaart und enthalten acht bis zwölf dünne, braune Samen.

Die Blüten des Seidenbaums

Von Juli bis August zeigt der Seidenbaum, der seinen Namen einem italienischen Naturforscher des 18. Jahrhunderts verdankt, eine überwältigende Blütenfülle. Jetzt ist er von einer Wolke aus cremeweißen bis dunkelrosafarbenen Pinselblüten überzogen, die vor allem aus vielen seidigen Staubgefäßen bestehen. Sie duften nach Pfirsichen und Gardenien.

Die Eigenschaften

Die Blüten wirken beruhigend und verdauungsanregend. Die TCM verwendet sie, um den Geist zu besänftigen und das Herz zu stärken. Sie sollen Depressionen, Vergesslichkeit und Unruhe lindern. Auch die Rinde zählt zu den geschätzten chinesischen Heilpflanzen gegen Stress und innere Unruhe. Beide hellen bei seelischer Erschütterung wegen eines schweren Verlustes, Arbeitslosigkeit, Scheidung, Auszug der Kinder aus dem Elternhaus auf.

Charakteristische Inhaltsstoffe

In den Blüten lassen sich viele chemische Stoffe nachweisen wie ätherische Öle, Glukoside, antioxidativ agierende Flavanoide wie Tannin und Lignane, die den Hormonstoffwechsel beeinflussen können, sowie Alkaloide. Alkaloide wirken auf das Nervensystem, etwa schmerzbetäubend oder beruhigend.

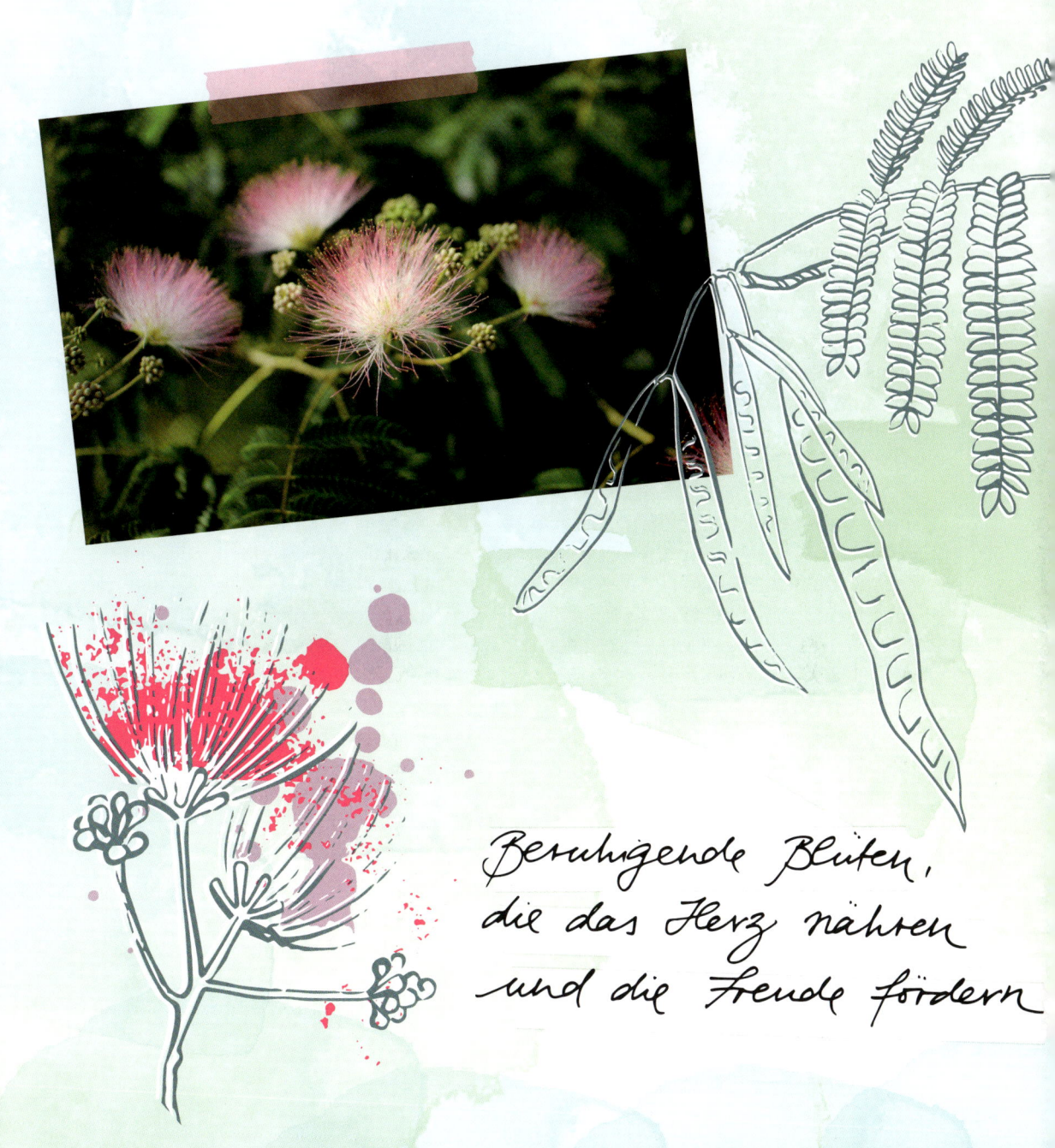

Beruhigende Blüten,
die das Herz nähren
und die Freude fördern

Taigawurzel, Eleuthero (*Eleutherococcus senticosus*)

Die Taigawurzel hat es in den Weltraum geschafft: Als Teil der Verpflegung gab es 1977 auf der Raumstation Saljut 6 täglich Taigawurzelextrakt für die Kosmonauten.

Lebensraum und Pflanze

Die sommergrüne Taigawurzel, auch als Sibirischer Ginseng bezeichnet, ist in der Taiga Ostsibiriens, in Korea, Japan und China zu finden. Sie wächst in Wäldern und an Waldrändern, wo sie ein dichtes Buschwerk bildet und selbst bei monatelanger Kälte bei weit unter minus 20 Grad ungerührt im eisigen Boden ausharrt. Interessanterweise lebt sie im selben geografischen Gebiet wie der echte Ginseng, doch wachsen die beiden Pflanzen nie am selben Ort. Der mehrjährige, schlanke Strauch kann bis zu sieben Meter Höhe erreichen. Seinen lateinischen Namen *senticosus* verdankt er den vielen spitzen Stacheln, mit denen er übersät ist. Die kleinen Blüten sind am männlichen Strauch blauviolett, am weiblichen gelblich. Daraus entwickeln sich schwarze Beeren mit meist fünf Samen.

Wurzel und Rhizome

Zu Heilzwecken wird nur das getrocknete, ganze oder geschnittene, pulverisierte Rhizom mit den anhängenden Wurzeln verwendet. Sein Durchmesser liegt zwischen eineinhalb und vier Zentimetern. Die abgehenden Wurzeln sind bis zu 15 Zentimeter lang. Im Oktober, wenn die aktiven Inhaltsstoffe ihr höchstes Niveau erreichen, werden sie in kontrollierten Wildsammlungen geerntet.

Die Eigenschaften

In der TCM werden die unterirdischen Pflanzenteile als »Ci Wu Jia« schon seit Jahrtausenden eingesetzt zur allgemeinen Stärkung des Immunsystems und zur Steigerung der Vitalität, zur Kräftigung bei Müdigkeit und Schwäche. Shennong empfahl sie bei Qi-Schwäche und zur Wundheilung. Die westliche Medizin hat sie erst in den 1950er-Jahren entdeckt und nutzt sie bei abnehmender Leistungs- oder Konzentrationsfähigkeit.

Charakteristische Inhaltsstoffe

Die für den adaptogenen Effekt hauptverantwortliche Stoffgruppe sind die Eleutheroside. Zu ihnen gehören Cumarine, die für ihren Einfluss auf die Blutgerinnung bekannt sind.

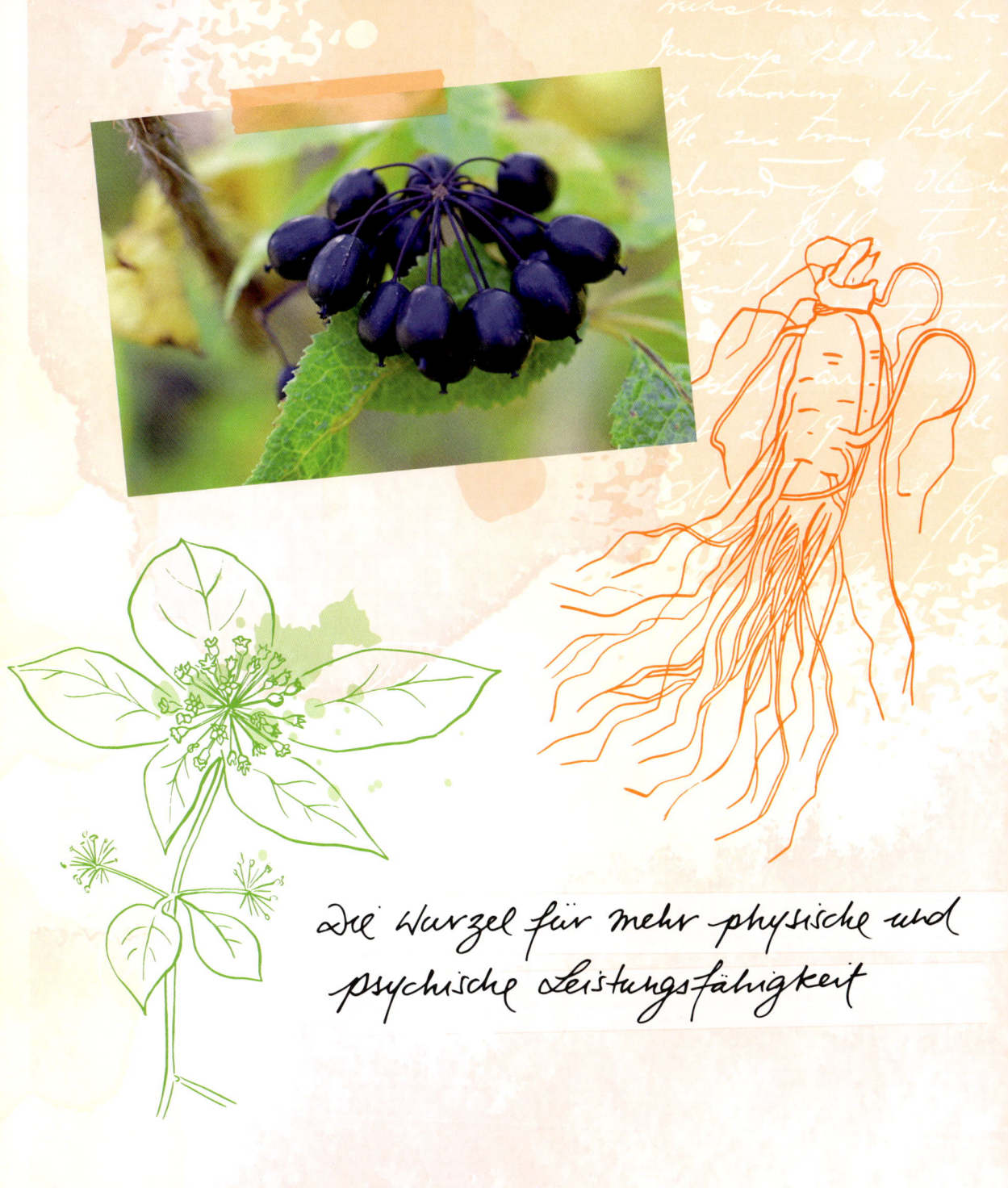

Die Wurzel für mehr physische und psychische Leistungsfähigkeit

Wilder Indischer Spargel, Shatavari (*Asparagus racemosus*)

Im Ayurveda ist diese erstaunliche Pflanze ein Rasayana. Sie ist als Königin der Heilkräuter bekannt – und soll nicht nur Liebesfähigkeit und Hingabe fördern.

Lebensraum und Pflanze

Der Wilde Indische Spargel ist in ganz Indien und im Himalaya bis auf 1400 Metern Höhe, in Australien und Afrika zu finden. Diese mehrjährige Pflanze ist ein dorniger Busch mit einer Vorliebe für das Klettern und kann Wachstumshöhen von bis zu sieben Metern erreichen. Die Blätter dieses Verwandten unseres weißen Gemüsespargels (*Asparagus officinalis*) ähneln weichen Nadeln. Seine duftenden Blüten sind weiß, im September entwickeln sich daraus rote Beeren mit einem harten Samen.

Die Wilder-Indischer-Spargel-Wurzel

Die jungen Triebe dieses wilden Spargels können als Gemüse verzehrt werden, doch sind es zumeist die feinen Wurzeln, die man als Heil- und Stärkungsmittel verwendet. Der Wurzelstock ist sehr ausgeprägt und besteht aus vielen knollenartigen Wurzeln, die zwischen dreißig und hundert Zentimeter lang und bis zu zwei Zentimeter dick werden.

Die Eigenschaften

In der ayurvedischen Medizin gilt der Wilde Indische Spargel als das verjüngende Tonikum für Frauen schlechthin. Er wird zur Linderung von Wechseljahrsbeschwerden wie Hitzewallungen, Schlafstörungen und Trockenheit der Schleimhäute eingesetzt und soll sogar eine Gewichtszunahme in der Menopause reduzieren. Übersetzt bedeutet der Name Shatavari »hundert Wurzeln« und »Die, die hundert Männer besitzt«, was auf die libidosteigernden Eigenschaften verweist, von denen Frauen profitieren.

Charakteristische Inhaltsstoffe

Der Wilde Indische Spargel besitzt ein breites Spektrum von Sekundärmetaboliten wie etwa Steroiden, Alkaloiden oder ätherischen Ölen. Bei Sekundärmetaboliten handelt es sich meist um sehr bedeutsame biologische Wirkstoffe, die für den Menschen nutzbar gemacht werden können. Er wird zu den Phytoöstrogenen gezählt und man nimmt an, dass Shatavarin I bis IV die für seine Hauptwirkung verantwortlichen Bestandteile sind.

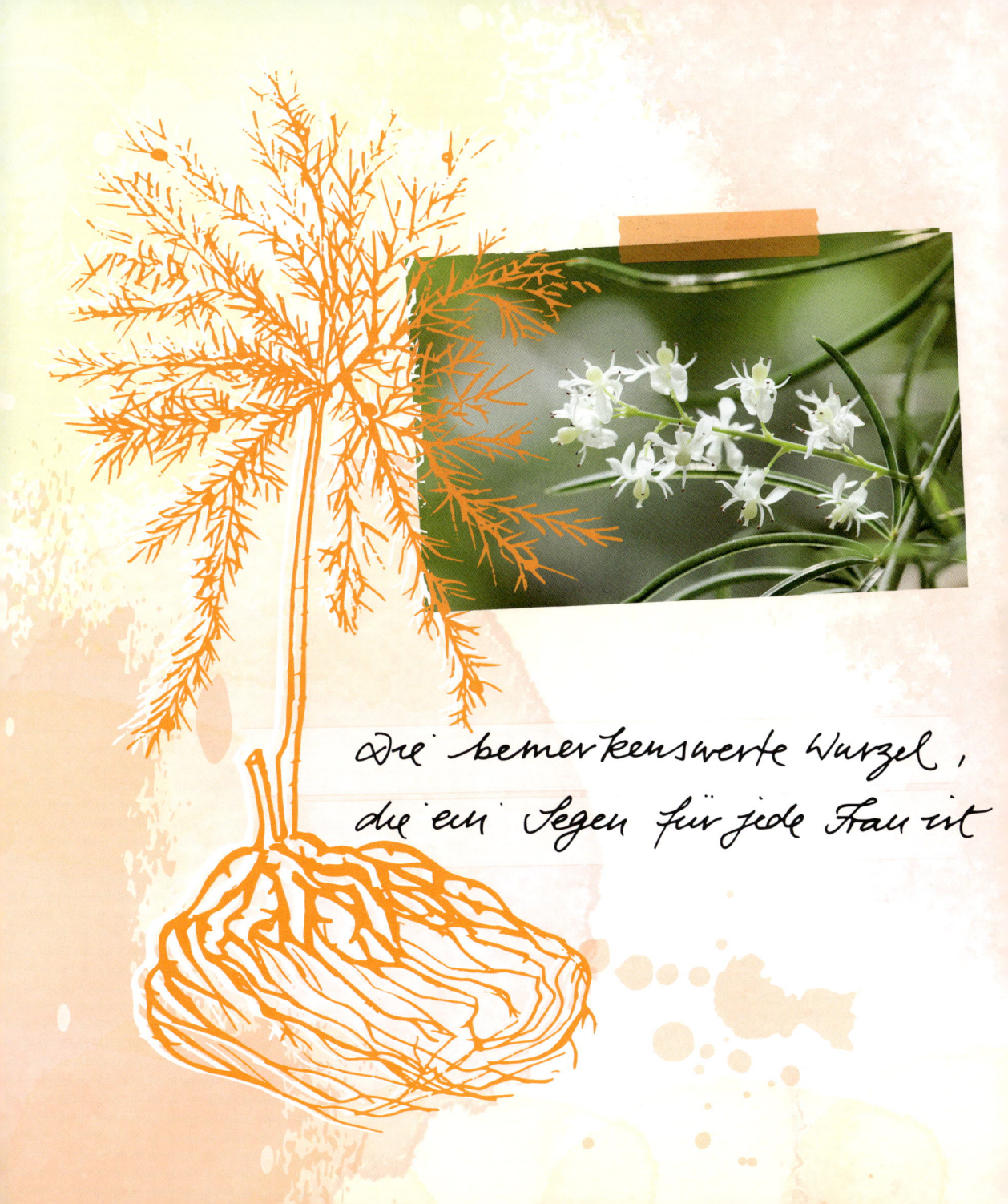

Die bemerkenswerte Wurzel,
die ein Segen für jede Frau ist

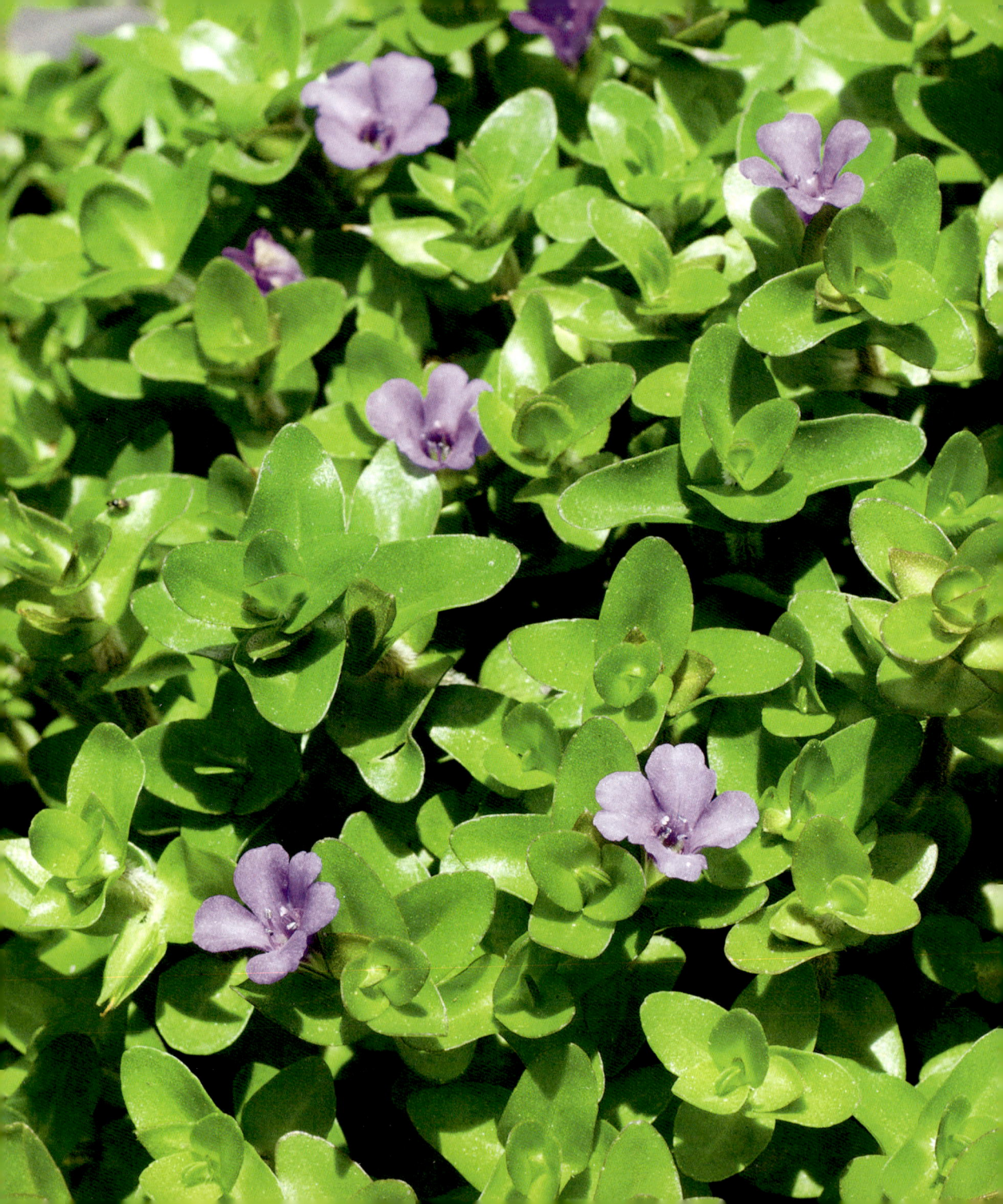

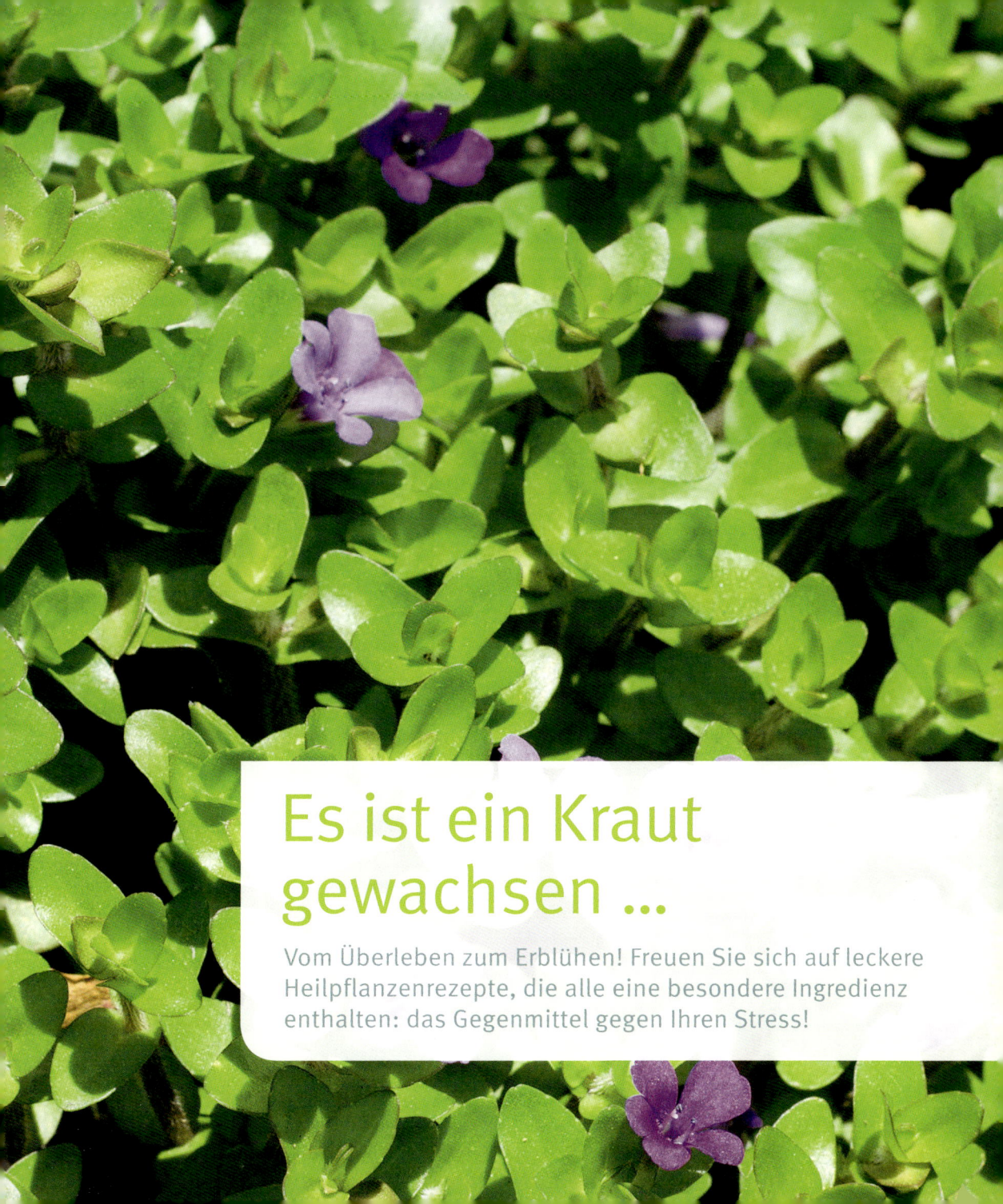

Es ist ein Kraut gewachsen ...

Vom Überleben zum Erblühen! Freuen Sie sich auf leckere Heilpflanzenrezepte, die alle eine besondere Ingredienz enthalten: das Gegenmittel gegen Ihren Stress!

Weg mit dem Stress!

Steht der Körper permanent unter Strom, entwickelt er Befindlichkeitsstörungen. Die adaptogene Kraft stellt die Homöostase wieder her und regeneriert die Selbstheilung.

Energie ist einer der fundamentalen Begriffe der Naturwissenschaften. Sie erhitzt, überträgt oder wandelt um – sie ist der Kraftstoff für jeden Ablauf. Das griechische »enérgeia« bedeutet »wirkende Kraft«.

Die Adaptogene für Ihren Energiehaushalt

Taigawurzel, Rosenwurz, Ginseng und Wilder Indischer Spargel können Energie von Körper und Geist steigern. Erschöpfung, Appetitlosigkeit, Müdigkeit, Libidomangel oder Schlafstörungen bekommen Sie damit wieder in den Griff. Diese

Adaptogene haben duale Eigenschaften: Sie entspannen und regen gleichzeitig an.

Erschöpfung Adaptogene sind in der Lage, stressbedingte Müdigkeit und Erschöpfung zu lindern. Taigawurzel wirkt physischer und psychischer Ermüdung entgegen. Ginseng stimuliert das Immunsystem und verbessert den Energiestoffwechsel während körperlichem Training. Die Rosenwurz ist sehr belebend und sollte morgens genommen werden.

Appetitlosigkeit Auch hinter Appetitlosigkeit kann sich Stress verbergen. Stress ist ein Phänomen, das in Sachen Appetit zwei Gesichter zeigt: Die einen können

Gleichgewicht, in einen vom Parasympathikus gesteuerten Zustand der Ruhe und Entspannung.

Schlaf Unzureichender Schlaf macht uns erst matt, dann krank. Denn Schlaf ist unsere wichtigste Regenerationszeit. Wie Essen und Trinken ist er für die seelische und körperliche Gesundheit unerlässlich. Das Immunsystem tankt neue Kraft. Wir verarbeiten Erlebnisse des Tages. Reparaturmechanismen laufen auf Hochtouren. Mit einer adaptogenen Mondmilch (Seite 90 und 93) etwa können Sie den Spiegel Ihres Schlafhormons Melatonin positiv beeinflussen.

unter Stress große Mengen zucker- und fetthaltiger Speisen in kurzer Zeit verschlingen. Die anderen verspüren kaum Appetit, der Stress schlägt auf den Magen.

Libido Adaptogene helfen nicht nur bei Potenzstörungen, sie fördern auch die emotionale Seite der Sexualität und das sexuelle Begehren. Wilder Indischer Spargel beispielsweise senkt den Kortisolspiegel bei Menschen unter Dauerstress. Mit seinen Wirkmöglichkeiten als Aphrodisiakum kann es beim Mann Erektionsstörungen oder Leistungsangst beheben und verminderte Libido bei Frauen sowie sexuelle Störungen insgesamt verbessern. Das Nervensystem kommt wieder ins

Optimistische Erwartungshaltung

Ein adaptogener Augenschmaus, ein köstlicher Duft aus der Küche – freuen Sie sich auf die nachfolgenden Rezepte und verfolgen Sie Ihren Fortschritt. Dokumentieren und bewerten Sie Ihre Erfahrungen mit Adaptogenen. Was hat gutgetan? Als Tinktur, als Pulver oder in einer Speise? Vielleicht möchten Sie ein Tagebuch führen, damit können Sie am besten feststellen, welches Adaptogen Ihnen wirklich hilft.

Rezepte bei Erschöpfung

Superfood-Snack
Taigawurzel-Kurkuma-Kugeln

Ca. 12 Stück
⊘ 15 Min. + 3 Std. Einweichzeit

3 getrocknete Datteln • 1 EL Wasser • 1 EL Kokosöl • 1 EL rohes Kakaopulver (*Theobroma cacao*) • 2 TL gemahlene Taigawurzel • 1 TL gemahlene Kurkuma • 1 TL gemahlener Ingwer • 1 TL gemahlener Zimt • 1 Prise gemahlener schwarzer Pfeffer • 50 ml Kokosmus • ½ TL gemahlene Kurkuma zum Bestäuben

● Die Datteln etwa 3 Std. in Wasser einweichen und abgießen.

● Die Zutaten bis auf die Kurkuma in einen Mixer geben und wenige Min. zu einer cremigen Masse vermixen. Falls die Masse zu flüssig ist, etwas Kokosmehl oder Kakaopulver hinzufügen.

● Eine Platte mit Wachspapier bedecken. Die Masse mit sauberen Händen zu Kugeln formen und auf die Platte legen. Mit Kurkuma bestäuben.

● Zum Kühlen etwa 1 Std. in den Kühlschrank stellen.

Trinkessig
Temperamentvoller Rosenwurztrunk

Ca. 1 l
⊘ 3–4 Wochen Ziehzeit

2 EL getrocknete Rosenwurz • 2 EL getrocknete Sonnenhutwurzel (*Echinaceae purpureae radix*) • 3 cm frischer Ingwer in Scheiben • 4 Knoblauchzehen, geschält und leicht angedrückt • 2 getrocknete Chilischoten • ½ Zwiebel, gewürfelt • 1 Biozitrone, geviertelt • 1 l naturtrüber Apfelessig

● Die Zutaten in ein 1½-Liter-Schraubglas geben und den Essig darübergießen.

● Das Glas 3–4 Wochen an einem dunklen, kühlen Ort aufbewahren. Täglich schütteln.

● Durch ein Teesieb mit Passiertuch in eine Braunglasflasche füllen.

● Täglich 2 TL in eine Tasse heißes Wasser rühren und genießen.

Tipp Für einen süßeren Geschmack geben Sie 1 TL Honig in die Heißwasser-Essig-Mischung.

Teeaufguss
Sommerlicher Kräuterpunsch

Ca. 1 l
⊘ 15 Min.

1 l Wasser • 1 EL getrocknete Taigawurzel •
1 EL grüner Tee • 1 EL getrocknete, geschnittene Granatapfelblüten • 2 TL frische
Ingwerscheiben • 2 TL frische oder getrocknete, geschnittene Zitronenmelisse • 1 EL
ganze getrocknete Hibiskusblüten • 1 Zitronenschnitz pro Glas

● Das Wasser in einem Topf zum Kochen
bringen. Taigawurzel dazugeben und
bedecken. Hitze reduzieren und 5 Min.
köcheln lassen.

● Vom Herd nehmen und grünen Tee,
Granatapfelblüten, Ingwerscheiben, Zitronenmelisse und Hibiskusblüten dazugeben. 10 Min. bedeckt ziehen lassen.

● In einen Krug mit Eiswürfeln abseihen. Mit einem Zitronenschnitz im Glas
servieren.

Tipp Der Kräuterpunsch ist in einem
Krug 2 Tage im Kühlschrank haltbar.

für unterwegs
Energie-Cookies mit Ginseng

24 Stück
⊘ 20–30 Min.

2–3 große reife Bananen, gut zerdrückt •
1 TL Vanilleextrakt • 50 g Kokosöl, zimmer-
warm • 180 g Haferflocken • 40 g gemahlene Sonnenblumenkerne • 30 g Backkakao •
50 g Kokosflocken • ½ TL feines Meersalz •
1 TL Backpulver • 1 EL Ginsengpulver • 170 g
gehackte dunkle Schokolade mit einem
Kakaoanteil von 70 %

● Backofen auf 175 °C Ober-/Unterhitze
vorheizen.

● In einer großen Schüssel Bananen,
Vanilleextrakt und Kokosöl vermischen.

● In einer zweiten Schüssel alle trockenen Zutaten bis auf Schokolade vermischen. Diese dann in die erste Schüssel
geben und alles vermischen. Gehackte
Schokolade unterheben.

● Ein Backblech mit Backpapier auslegen.
Mit einem Esslöffel Teigportionen daraufgeben. 13–15 Min. backen.

Rezepte bei Erschöpfung

vegan

Eisgekühlter Matcha-Latte

2 Portionen
⏲ 10 Min.

180 ml Nussmilch • 2 TL Matchapulver • 1 TL Ahornsirup • 1 TL Kokosöl • 1 TL Vanilleextrakt • 1 Prise Meersalz • 1 TL Ginsengpulver • 1 Handvoll gecrushtes Eis • 250 ml Kokosnussmilch

● In einem starken Mixer Nussmilch, Matchapulver, Ahornsirup, Kokosöl, Vanilleextrakt, Meersalz, Ginsengpulver und die Hälfe des Eises gut vermixen.

● Die restliche Hälfte des Eises in ein Glas geben. Zuerst die Kokosnussmilch und dann den Matchamix darübergießen.

Tipp Um Eiswürfel zu zerkleinern, geben Sie sie in einen Gefrierbeutel, den Sie mit einem Haushaltsgummi verschließen. Den Beutel mit einem Geschirrtuch umwickeln. Mit einem Nudelholz oder Holzhammer so lange auf den Beutel schlagen, bis das Eis ausreichend zerkleinert ist.

für jeden Tag

Köstlich aromatisches Rosenwurzelixier

Ca. 250 ml
⏲ 10 Min. + 2 Wochen Ziehzeit

30 g getrocknete Rosenwurz • 30 g getrocknete, ungeschwefelte Aprikosen • 1 Zimtstange • 1 Stück Bioorangenschale • 180–240 ml Weinbrand oder Cognac

● Rosenwurz in der Kaffeemühle fein vermahlen und in ein großes Literglas geben.

● Aprikosen fein würfeln und zusammen mit Zimtstange und Orangenschale in das Glas geben. Mit Weinbrand oder Cognac auffüllen und gut umrühren.

● Gut verschließen und 2 Wochen ziehen lassen. In eine Braunglasflasche abseihen.

● Zweimal täglich 1 TL einnehmen.

Tipp Um ein warmes Getränk zu bereiten, geben Sie 1 EL Rosenwurzelixier in eine Tasse heißes Wasser, Rooibostee oder Milch, für die kalte Variante in Apfel- oder Orangensaft.

vegan

Mandelmilch mit Wildem Indischem Spargel

4 Portionen
⏱ 5 Min. + 1–2 Std. Einweichzeit

170 g unbehandelte Mandeln • 850 ml Wasser • 2 entsteinte, getrocknete Datteln • 1 TL Wilder-Indischer-Spargel-Pulver • ½ TL gemahlener Zimt • ½ TL Vanilleextrakt • 1 Prise Meersalz

● Mandeln 1–2 Std. in kaltem Wasser einweichen.

● Mandeln abgießen. Zusammen mit gefiltertem Wasser, Datteln, Wilder-Indischer-Spargel-Pulver, Zimt, Vanilleextrakt und Meersalz in einen Mixer geben.

● Vermixen, bis eine homogene Masse mit etwas Textur entsteht. Für eine glatte Milch durch ein Sieb mit Passiertuch streichen.

● Die Milch ist im Kühlschrank 4 Tage haltbar.

Tipp Für eine abendliche Mandelmilch ersetzen Sie den Wilden Indischen Spargel durch Schlafbeerenwurzelpulver.

schön wärmend

Orientalische Rote-Linsen-Suppe

2 Portionen
⏱ 5 Min. + 15 Min. Kochzeit

2 EL Ghee • ¼ TL gemahlener Bockshornklee • ½ TL gemahlener Koriander • ½ TL Wilder-Indischer-Spargel-Pulver • ¼ TL Meersalz • 65 g rote Linsen • 300 ml Wasser • 2 EL frisches gehacktes Basilikum

● Ghee in einem Topf schmelzen. Bockshornklee, Koriander und Wilden Indischen Spargel zugeben und 2 Min. anbraten.

● Meersalz und rote Linsen dazugeben und gut unterrühren. Wasser und Basilikum zugeben und aufkochen.

● Hitze reduzieren, bedecken und 15–20 Min. köcheln lassen, bis die Linsen sehr weich sind.

● Nach Belieben noch etwas geschmolzenes Ghee auf die Suppe geben.

Tipp Für einen etwas mehr pfeffrigen Geschmack können Sie das Basilikum durch frisches Koriandergrün ersetzen.

feurig-scharf
Supertonikum mit Wildem Indischem Spargel

6 Portionen
⊘ 35 Min.

720 ml Wasser • 3 EL Honig (oder mehr) •
2 Zimtstangen • 1 TL gemahlene Kurkuma •
½ TL Wilder-Indischer-Spargel-Pulver •
2–3 getrocknete Chilischoten • ca. 7 cm
frischer Inger, geschält und zerdrückt

● Alle Zutaten in einen Schnellkochtopf
geben. Den Deckel aufsetzen und sicher
verschließen. Dazu auch die Bedienungs-
anleitung des Geräts beachten.

● Bei hoher Temperatur zum Kochen
bringen (das große Ventil auf dem Deckel
des Topfes zischt), Kochhitze auf ein Minimum reduzieren, Topf etwa 5 Min. auf
der Herdplatte belassen.

● Warten, bis der Dampf vollständig aus
dem Topf entwichen ist, dann öffnen.

● Flüssigkeit abseihen und auf Gläser
verteilen. Heiß genießen, nach Belieben
mit Honig oder Ahornsirup süßen.

fruchtig und herb
Goldgelbe Chinabeeren-Pastillen

Ca. 45 Stück
⊘ 20 Min.

30 g Chinabeerenpulver • ½ TL Wilder-
Indischer-Spargel-Pulver • 1 TL flüssiger
Blütenhonig • ½ TL gemahlene Orangen-
schale • ½ TL gemahlene Kurkuma

● Chinabeerenpulver und Wilder-
Indischer-Spargel-Pulver in einer
kleinen Schüssel vermischen.

● Den Honig in kleinen Portionen dazugeben und die Masse immer wieder ver-
mengen, bis eine feste Paste entsteht.

● Mit den Fingern daraus erbsengroße
Pillen formen.

● Orangenschale und Kurkuma in einer
kleinen Schüssel vermischen und die
Pillen darin rollen, bis sie völlig mit
Pulver überzogen sind.

● Im Kühlschrank in einer luftdicht
verschlossenen Dose aufbewahren und
bis zu 5 Stück am Tag im Mund zergehen
lassen.

glutenfrei

Schnelle Paleo-Naschereien

Ca. 30 Stück
⊘ 10 Min. + 1 Std. Kühlzeit + 8–10 Min. Backzeit

- 120 g weiche Butter
- 100 Kokosblütenzucker
- 60 ml Ahornsirup
- 1 Ei Größe L
- 1 TL Vanilleextrakt
- 260 g Mandelmehl

- 1 TL Backpulver
- ¼ TL Salz
- 4 TL Ginsengpulver
- 4 TL Wilder-Indischer-
  Spargel-Pulver

- 4 TL Tragantpulver (*Astragalus membranaceus*)
- 3–4 TL gemahlener Zimt
- 50 g Kokosblütenzucker
- 2 TL gemahlener Zimt

● Butter, Kokosblütenzucker und Ahornsirup mit dem Handmixer cremig rühren.

● Ei und Vanilleextrakt unterrühren.

● Alle restlichen trockenen Zutaten unterrühren, bis sich ein Teigkloß bildet.

● Ein Backblech mit Backpapier auslegen.

● Mit einem Löffel etwa 2 cm große Halbkugeln abstechen und auf das Backblech legen. Mindestens 1 Std. kühlen.

● Backofen auf 180 °C Ober-/Unterhitze vorheizen. Kokosblütenzucker und Zimt in einer Schüssel vermischen.

● Die Teigstücke zu kleinen Kugeln formen und in der Kokosblütenzucker-Zimt-Mischung rollen.

● Die Kugeln auf das Backblech legen und mit einem Löffel leicht flach drücken.

● 8–10 Min. backen, dann auf einem Gitter auskühlen lassen.

Variante Für die laktosefreie Variante Butter durch Kokosöl ersetzen.

Tipp Tragant (*Astragalus membranaceus*) ist ein mildes Adaptogen und wird in der TCM unter anderem bei Appetitlosigkeit und zur Stärkung des Immunsystems eingesetzt.

Rezepte bei Appetitlosigkeit

glutenfrei

Powerballs zum Durchstarten

Ca. 24 Stück

⊘ 20 Min. + 30 Min. Einweichzeit

je 85 g getrocknete Feigen, Datteln, Aprikosen • je 80 g Kürbis- und Sonnenblumenkerne • 60 g weiße Sesamkörner • 1 TL gemahlener Zimt • 1 EL Ginsengpulver • 1 Prise Meersalz • 1 TL fein geschnittene Bioorangenschale • 30–60 ml Olivenöl • 50 g Kokosflocken

● Trockenfrüchte in Wasser einweichen.

● Kürbis- und Sonnenblumenkerne ohne Fett leicht anrösten, abkühlen lassen, fein vermahlen. Sesamkörner vermahlen.

● Nussmehle mit Zimt, Ginsengpulver, Meersalz und Orangenschale mischen.

● Trockenfrüchte abgießen und zerkleinern. Zur Mehlmischung geben und zu einer groben Masse verarbeiten. Öl langsam zugeben, sodass eine Paste entsteht. Zu Kugeln formen und in den Kokosflocken rollen.

● Gekühlt einige Wochen haltbar.

für Dressings und Salate

Rosa Gewürzsalz mit Brennnesselsamen

Ca. 250 g

⊘ 3 Min.

130 g Brennnesselsamen • 70 g Himalayasalz • 1 TL getrockneter Majoran • 1 TL getrockneter Liebstöckel • 1 TL Knoblauchgranulat • 1 Prise Cayennepfeffer

● Brennnesselsamen, Himalayasalz, Majoran, Liebstöckel und Knoblauchgranulat in einer Kaffeemühle kurz vermahlen.

● Cayennepfeffer unter das Gewürzsalz rühren. In einer luftdicht verschlossenen Dose aufbewahren.

für Suppen und Salate
Rotes Gewürzsalz mit Indischem Basilikum

Ca. 100 g
⊘ 3 Min.

70 g feines Meersalz • 1 TL getrockneter Rosmarin • 1 TL getrocknetes Indisches Basilikum • 1 TL Dulseflocken (*Palmaria palmata*) • ½ TL Knoblauchgranulat

● Meersalz, Rosmarin, Indisches Basilikum, Dulseflocken und Knoblauchgranulat in einer Kaffeemühle kurz vermahlen.

● Salzmischung in einer luftdicht verschlossenen Dose aufbewahren.

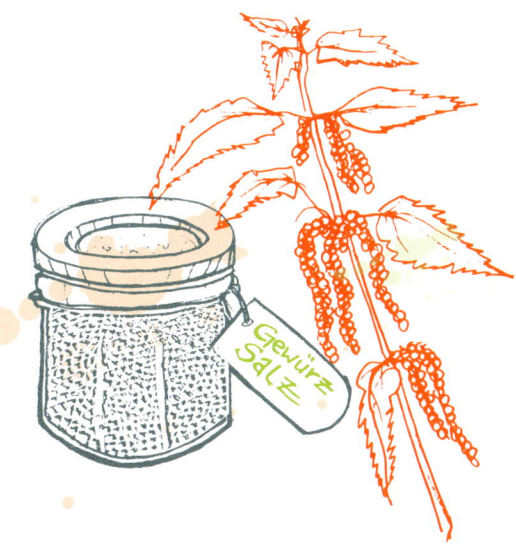

für müde Gäste
Eis am Stiel mit Kokos und Chinabeere

Ca. 6 Portionen
⊘ 5 Min. + 4–5 Std. Gefrierzeit

240 ml Orangensaft • 240 ml Kokoswasser • 50 g Biokokosnusscreme • 2 Bananen • ½ TL gemahlener Ingwer • ½ gemahlene Kurkuma • ½ TL Chinabeerentinktur bzw. -pulver • 1 große Prise Meersalz • 2–3 EL Honig nach Belieben

● Alle Zutaten in einem Mixer vermixen, bis eine glatte Masse entsteht.

● In Eisformen füllen und 4–5 Std. oder über Nacht im Gefrierschrank einfrieren.

● Aus den Formen lösen und genießen.

Tipp Für einen zweifarbigen Effekt ersetzen Sie die Bananen durch 120 g gemischte Beeren. Die Hälfte der Kokosmischung in die Eisformen geben und 1 Std. einfrieren. Die andere Hälfte mit den Beeren vermischen, in die Formen füllen und weiter einfrieren.

Rezepte bei Müdigkeit

auf Vorrat gekocht
Belebende Brühe mit Algen und Ginseng

Ca. 2½ l
⏱ 1 Std. 15 Min.

- 2½ l Wasser
- 8 Streifen getrocknete Kombu-Alge
- 40 g getrocknete ganze Shiitake-Pilze
- 1 Stange Sellerie, in Scheiben geschnitten
- 2 Schalotten, ohne Schale, geviertelt

- 2 EL Apfelessig
- 2 EL frischer gewürfelter Ingwer
- 1 EL frische kleingeschnittene Kurkumawurzel
- 1 EL getrocknete Ginsengwurzel
- 1 kleines Bund frisches Korianderkraut

- 2 EL Sesamöl
- 3 Frühlingszwiebeln, in grobe Ringe geschnitten
- 100 g gehacktes Korianderkraut
- 2 Knoblauchzehen, leicht zerdrückt
- 2 EL Misopaste
- 2 EL Tamari

● Wasser in einem großen Topf zum Kochen bringen.

● Kombu-Alge, Shiitake-Pilze, Sellerie, Schalotten, Apfelessig, Ingwer, Kurkumawurzel, Ginsengwurzel und Korianderkraut dazugeben.

● Hitze reduzieren, abdecken und 1 Std. köcheln lassen. Abseihen und klare Brühe zurück in den Topf geben. Kombu-Alge und Shiitake-Pilze zur Seite legen.

● Sesamöl in einer Pfanne erhitzen. Frühlingszwiebeln, Korianderkraut und Knoblauchzehen 1 Min. andünsten. In die Brühe geben.

● Topf von der heißen Herdplatte nehmen, Misopaste und Tamari unterrühren.

● Zum sofortigen Genuss Kombu-Alge klein schneiden und zusammen mit den Shiitake-Pilzen in eine Schüssel geben und die heiße Brühe darübergießen.

Tipp Frieren Sie die abgekühlte Brühe ein und verwenden Sie sie, um darin Getreide oder Quinoa zu kochen. Gönnen Sie sich täglich eine anregende Tasse.

für Fisch und Fleisch
Herbes de Provence

Ca. 100 Portionen
⊘ 5 Min.

- 4 EL getrockneter Rosmarin
- 1 EL Fenchelsaat
- 4 Lorbeerblätter
- 1 EL Brennnesselsamen

- 2 EL getrockneter Thymian (*Thymus vulgaris*)
- 2 EL getr. Indisches Basilikum
- 2 EL getr. Majoran

- 2 EL getr. Lavendelblüten
- 2 EL getr. Petersilie
- 1 EL getr. Oregano (*Origanum vulgare*)
- 1 EL getr. Estragon

● Rosmarin, Fenchelsaat und Lorbeerblätter in einer Kaffee- oder Gewürzmühle vermahlen und in eine große Schüssel geben.

● Restliche Kräuter dazugeben und gut vermischen.

● Kräutermischung in einer luftdicht verschlossenen Dose aufbewahren.

Tipp Geben Sie 2 EL der Kräutermischung mit 1 EL Schlafbeerenwurzelpulver in ein Glas mit 250 ml Olivenöl. Nach 2 Wochen Ziehzeit haben Sie ein aromatisches Speiseöl, das Sie nicht filtern müssen.

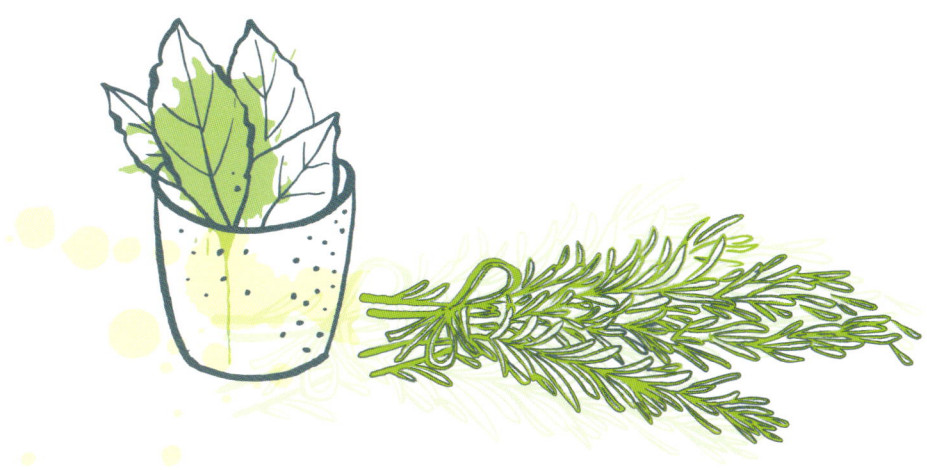

für sie und ihn

Teeaufguss für mehr Liebeskraft

Ca. 8 Portionen
⊘ 2 Min. + 10 Min. Ziehzeit

2 EL getrocknete Damianablätter (*Turnera diffusa*) • 1 EL getr. Rosenblüten (*Rosa centifolia*) • 1½ EL Zimtrindenstücke • 1 EL Wilder-Indischer-Spargel-Wurzel • 2 EL Hibiskusblüten • 1 EL getr. Sarsaparilla-wurzel • 220 ml Wasser • Honig nach Belieben

● Alle Zutaten in einem Schraubglas gut vermischen.

● 1 EL Kräutermischung in 220 ml kochendes Wasser geben. 10 Min. ziehen lassen und mit Honig gesüßt genießen.

für sie und ihn

Feinpfeffriges Stärkungstonikum

2 Portionen
⊘ 15 Min.

1–2 TL Schlafbeerenwurzelpulver • 1 Zimtstange • 480 ml Milch • 1 EL Roh-zucker • 2 Msp. gemahlener Kardamom

● Schlafbeerenwurzelpulver und Zimtstange in der Milch bei niedriger Hitze 15 Min. köcheln lassen.

● Rohzucker und Kardamom gut unter-rühren. Warm trinken.

für ihn
Vitaminreicher Herzöffner

Ca. 11 Portionen
⊘ 2 Min. + 10 Min. Ziehzeit

2 EL getrocknete Weißdornfrüchte • 2 EL getr. Zitronenmelisse • 2 EL Grüner Hafertee (*Avena sativa*) • 2 EL Brennnesselblätter und -wurzel • 1 EL getr. Damianablätter (*Turnera diffusa*) • 1 EL Hibiskusblüten • 1 EL Erdbeerblätter (*Fragaria vesca*) • 1 Prise Süßkrautpulver (*Stevia rebaudiana*) • 220 ml Wasser

● Alle Zutaten in einem Schraubglas gut vermischen.

● 1 EL Kräutermischung in 220 ml kochendes Wasser geben. 10 Min. ziehen lassen.

● 3–4 Tassen täglich trinken.

für sie und ihn
Schneller Tee mit Schlafbeere

1 Portion
⊘ 10 Min.

1 TL Schlafbeerenwurzelpulver • 240 ml Wasser

● Schlafbeerenwurzelpulver im Wasser etwa 10 Min. köcheln lassen.

● Abseihen und davon dreimal am Tag eine Portion à 80 ml trinken.

Rezepte bei Libidomangel

für ihn
Liebeszauber-Sesamkugeln

24 Stück
◷ 10 Min.

180 ml Sesammus (Tahin) • 100 ml Honig • 30 g Tragantpulver (*Astragalus membranaceus*) • 30 g Taigawurzelpulver • 30 g Schlafbeerenwurzelpulver • 30 g Weißdornfrüchtepulver • 1 EL gemahlener Ingwer • 1 EL gemahlener Kardamom • 1 EL Weißdornfrüchtepulver

● In einer Schüssel Sesammus und Honig verrühren.

● In einer weiteren Schüssel alle anderen Zutaten bis auf 1 EL Weißdornfrüchtepulver vermischen.

● Mit dem Rührbesenaufsatz die Pulver vorsichtig in die Honig-Sesam-Mischung rühren, bis eine dicke Paste entsteht.

● 2 cm große Kugeln formen und im Weißdornfrüchtepulver rollen.

● Im Kühlschrank luftdicht verschlossen aufbewahren und 2–3 Stück am Tag im Mund zergehen lassen.

für sie und ihn
Romantischer Tee für zwei

2 Portionen
◷ 10 Min.

250 ml Wasser • 1 TL Wilder-Indischer-Spargel-Pulver • 1 TL Taigawurzelpulver • 2 Scheiben frischer Ingwer • 1 EL getrocknete Damianablätter (*Turnera diffusa*) • 1 EL getrocknete Rosenblüten • 2 angedrückte Kardamomkapseln • ½ Zimtstange • 1–2 EL Honig

● In einem Topf 250 ml Wasser zum Kochen bringen.

● Wilder-Indischer-Spargel-Pulver, Taigawurzelpulver und frischen Ingwer zugeben.

● Hitze reduzieren und Damianablätter, Rosenblüten, Kardamomkapseln und Zimtstange zugeben. 4–5 Min. köcheln lassen.

● Abseihen und mit Honig süßen.

Rezepte bei Libidomangel

für sie und ihn
Schoko-Erotik-Elixier

Ca. 60 Portionen
⊘ 10 Min. + 3 Wochen Ziehzeit

Für die Rosenblütentinktur:
- 100 g getrocknete Rosenblüten
- 500 ml Weinbrand

Für das Schoko-Erotik-Elixier:
- 45 g Kakaopulver
- 200 g Zucker
- 240 ml Wasser
- 120 ml Rosenblütentinktur

- 50 ml Rosenwurzelixier (Seite 76)
- 1 EL Vanilleextrakt
- 3–4 Tropfen Mandelextrakt

Für die Rosenblütentinktur:
● Alle Zutaten in einem Glas mit Deckel verschließen.

● 2 Wochen an einem kühlen, dunklen Ort aufbewahren, dabei das Glas jeden Tag einmal schütteln.

Für das Schoko-Erotik-Elixier:
● In einer Schüssel Kakaopulver und Zucker im kochenden Wasser auflösen und abkühlen lassen.

● Rosenblütentinktur, Rosenwurzelixier, Vanilleextrakt und Mandelextrakt dazugeben, gut vermischen.

● Mischung in eine Flasche füllen und 1 Woche ruhen lassen.

● Bei Bedarf esslöffelweise pur, auf Eiscreme oder in heißer Schokolade genießen.

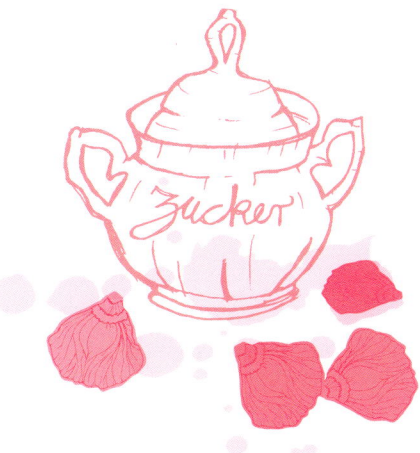

Rezepte bei Libidomangel

für ihn
Männertee

1 Portion
⏱ 5 Min.

½ TL Wilder-Indischer-Spargel-Pulver •
240 ml heißes Wasser • 1 TL Honig

- Heißes Wasser gut mit Wilder-Indischer-Spargel-Pulver vermischen.

- Nach Belieben mit Honig süßen und 1–2 Portionen täglich warm trinken.

für sie
Kokospralinés

Ca. 12–24 Stück
⏱ 20 Min.

180 ml Kokosöl • 60 ml Honig • 1 EL Wilder-Indischer-Spargel-Pulver

- Kokosöl und Honig in einem Topf leicht erwärmen. Topf für wenige Min. in den Kühlschrank stellen, bis sich die beiden Substanzen leicht vermischen lassen

- Kokosöl und Honig mit einem Stabmixer vermixen. Wilder-Indischer-Spargel-Pulver unterheben.

- In ein flaches, rechteckiges Gefäß füllen und glatt streichen.

- Gefäß für 5–10 Min. in das Gefriergerät stellen. Masse in Quadrate schneiden.

Tipp Für eine attraktive Optik füllen Sie die Masse in eine Silikon-Schokoladenform für 24 Pralinés und frieren diese ein. Nach dem Gefrieren der Masse drücken Sie die Pralinés vorsichtig aus der Form. Kühl lagern.

zum Durchschlafen

Schlummertrunk mit Schlafbeere

1 Portion
⏱ 5 Min.

1 TL Schlafbeerenwurzelpulver • 200 ml frische Vollmilch • 1 EL Mandelpulver • 1 Msp. gemahlene Muskatnuss • 1 Msp. gemahlener Kardamom • je 1 Msp. gemahlene Kurkuma und Bourbon-Vanille • 1–2 TL Agavendicksaft (nach Belieben)

● Die Zutaten zusammen aufkochen.

● 1 Std. vor dem Schlafengehen schluckweise warm trinken.

für tiefen, erholsamen Schlaf

Chai-Gewürzmilch

1 Portion
⏱ 5 Min.

240 ml frische Vollmilch • 1 TL Mandelmus • 1–2 Msp. gemahlene Muskatnuss • 1 Msp. gemahlener Zimt • 3 schwarze Pfefferkörner • 3 grüne Kardamomkapseln • ½ TL Schlafbeerenwurzelpulver • 1–2 TL brauner Rohrzucker

● Die Zutaten kurz aufkochen, durch ein Sieb geben und mit Rohrzucker abschmecken.

● Die warme Milch 1 Std. vor dem Schlafengehen trinken.

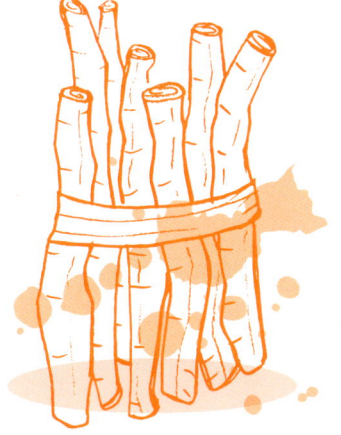
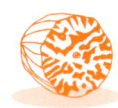
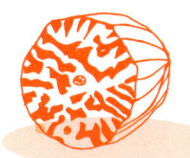
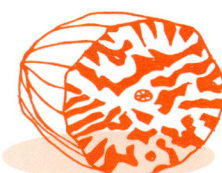

Rezepte bei Schlafproblemen

beruhigt und erwärmt

Wohltuender Schlafbalsam

6–8 Einreibungen
⊘ 10 Min.

20 Tropfen ätherisches Ingweröl • 20 Tr. äth. Zitronenöl (*Citrus limon*) • 20 Tr. äth. Grapefruitöl • 20 Tr. äth. Pfefferminzöl • 10 Tr. äth. Zimtrindenöl • 30 Tr. Schlafbeerenwurzeltinktur • 30 Tr. Chinabeerentinktur • 120 ml Kokosöl • 120 ml Olivenöl • 2 EL Bienenwachschips

● Ätherische Öle und Tinkturen in einer Glasflasche verschütteln.

● Im Wasserbad Kokosöl, Olivenöl und Bienenwachschips schmelzen, dabei stetig umrühren.

● Die Ölmischung in ein Schraubglas füllen und die Wachsmischung dazugeben. Umrühren, bis eine homogene Masse entsteht.

● Abends die Fußsohlen mit dem Balsam einreiben. Baumwollsocken darüberziehen und schlafen legen. Der Balsam ist gut verschlossen etwa 8 Monate haltbar.

für süße Träume

Mondmilch mit Lavendel

2 Portionen
⊘ 10 Min.

480 ml Wasser • 60 g Walnüsse • 30 g Haferflocken • ¼ TL gemahlener Muskat • ¼ TL Vanilleextrakt • 1 Prise Meersalz • 3 entsteinte getrocknete Medjoul-Datteln • 1 TL Biolavendelblüten • 1 TL Schlafbeerenwurzelpulver

● Wasser, Walnüsse, Haferflocken, Vanilleextrakt, Meersalz und Medjoul-Datteln in einem Mixer zu einer cremigen Masse vermixen.

● Milch abseihen und wieder in den Mixer füllen. Lavendelblüten dazugeben und fein vermixen.

● Milch erneut abseihen. In einem Topf 3–5 Min. erwärmen und dabei das Schlafbeerenwurzelpulver unterrühren.

Tipp Für eine extra cremige Mondmilch können Sie die Walnüsse über Nacht einweichen, abgießen und dann wie beschrieben verarbeiten.

läutet den Abend ein

Abendshake mit Wassermelone

2 Portionen
⊘ 10 Min.

450 g kernlose Wassermelone, geschält und gewürfelt • 240–480 ml Wasser • Saft von ½ Limette • 1 TL Chinabeerenpulver • ½ TL Meersalz

● Die Wassermelone in einen Mixer geben. Nur so viel Wasser und Limettensaft zugeben, dass das Fruchtfleisch bedeckt ist. Alles gut vermixen.

● Durch ein Sieb abseihen und im Kühlschrank kühlen.

● Für den Salzrand Chinabeerenpulver und ½ TL Meersalz auf einem kleinen Teller mischen. Mit der Limette die Glasränder benetzen und diese in der Salzmischung drehen. Mit Melonensaft füllen.

Das passt dazu Nach Gusto können Sie 5 Erdbeeren, 10 entsteinte Kirschen, 2 TL Honig und 1 Zweig frisches Basilikum hinzufügen.

vor dem Zähneputzen

Schokoladige Betthupferl mit Schlafbeere

12 Stück
⊘ 10 Min. + 20 Min. Gefrierzeit

340 g Schokolade in Stückchen • 110 ml Sesammus (Tahin) • 3 EL Ahornsirup • 1 EL Schlafbeerenwurzelpulver • Sesamkörner und Maldon-Salzflocken zum Bestreuen

● Schokolade im Wasserbad schmelzen.

● In einer Schüssel Sesammus, Ahornsirup und Schlafbeerenwurzelpulver vermischen. Eventuell sanft erwärmen, um das Vermischen zu erleichtern.

● Backförmchen in eine 12er-Muffinform stellen. Die geschmolzene Schokolade etwa 1 cm hoch in die Förmchen füllen.

● Jeweils 1 EL Sesammusmischung mittig auf die Schokolade geben. Mit einem Holzstäbchen vorsichtig verrühren, um eine Marmorierung zu erhalten. Mit Sesamkörnern und Salzflocken bestreuen.

● Für 15–20 Min. in den Gefrierschrank stellen, bis die Masse fest ist, und gekühlt aufbewahren.

Rezepte bei Schlafproblemen

für einen verjüngenden Schlaf
Gutenachtkusstee mit Indischem Basilikum

Ca. 50 g
⊘ 10 Min.

3 EL getrocknete Eibischwurzel (*Althaea officinalis*) • 2 EL getr. Rosenblüten • 2 EL getr. Indisches Basilikum • 1 EL Zimtrinden-stücke oder 1 ganze Zimtstange

● Mischen Sie alle Zutaten in einem Braunglasgefäß mit Schaubdeckel.

● Für die Teezubereitung bringen Sie Wasser zum Kochen. Rechnen Sie pro 250 ml Wasser mit etwa ¼–½ TL Kräu-termischung und geben Sie diese in eine Teekanne.

● Wasser darübergießen und Tee zu-gedeckt 10 Min. ziehen lassen.

● In Tassen abseihen, nach Belieben süßen und langsam trinken.

Tipp Für einen besonders farbenfrohen Tee können Sie die Eibischwurzel durch Malvenblüten (*Malva sylvestris*) ersetzen.

zum Einschlafen
Traum-Tonikum

2–3 Portionen
⊘ 10 Min.

850 ml Wasser • 1 EL Kamillentee • 1 EL Zitronenmelisse • 2 EL Kokosöl • ½ TL Schlafbeerenwurzelpulver • ½ TL China-beerenpulver • 1–2 TL Honig

● Wasser zum Kochen bringen und Tee-kräuter dazugeben, 10 Min. ziehen lassen, dann abseihen.

● Tee mit Kokosöl, Schlafbeerenwurzel-pulver, Chinabeerenpulver und Honig 1–2 Min. in einem Mixer vermixen.

zur Regeneration
Goldene Mondmilch

1 Portion
⊘ 5 Min.

480 ml Wasser • 1½ TL Kokosöl • 1 EL Tocotrienole (Reiskleie-Öl) • 1 TL gemahlene Kurkuma • ½ TL gemahlener Ingwer • ½ TL gemahlener Zimt • ½ TL Wilder-Indisches-Spargel-Pulver • ½ TL Chinabeeren • ¼ TL gemahlener Kardamom • ¼ TL gemahlener schwarzer Pfeffer • 1–2 TL Honig

● Wasser zum Kochen bringen und in einen Mixer geben.

● Alle Zutaten hinzufügen und auf höchster Stufe 1–2 Min. vermixen.

zur Entspannung
Harmonisierende Gesichtsmaske

1 Anwendung
⊘ 10 Min.

1 TL Mandelmehl • 1 TL Honig • ½ TL Rosenwasser • ½ TL Wilder-Indischer-Spargel-Pulver • 2 Prisen gemahlener Kardamom • 2 Tropfen Neroliöl

● In einer kleinen Schüssel Mandelmehl und Honig mit ein paar Tropfen Rosenwasser vermischen.

● Die restlichen Zutaten dazugeben und vermischen, sodass eine weiche Paste entsteht.

● Etwas Paste auf den Handteller geben und mit den Fingern vorsichtig über das ganze Gesicht verteilen.

● Maske 5–10 Min. einwirken lassen, mit warmem Wasser abwaschen. Abtrocknen und Freuchtigkeitscreme auftragen.

Tipp Wer kein ätherisches Öl verwenden will, kann auf Pflanzenwässer zurückgreifen und zum Beispiel Orangenblütenwasser oder Hamameliswasser verwenden.

Rezepte bei Schlafproblemen

Stimmungs-Booster

Immer schlecht drauf? Das sollten Sie nicht ignorieren. Drücken Sie doch einmal die Pausetaste und kommen Sie raus aus Ihrem Blues: Adaptogene Rezepte kurbeln die Lebensfreude wieder richtig an.

Wilder Herzschlag vor dem Flugzeugstart? Prüfungsangst? Stresssituationen werden sich nicht vermeiden lassen. Aber Sie können lernen, die Stärke Ihrer Stressreaktion zu vermindern, und Ihren Körper daran erinnern, wie gut es sich anfühlt, entspannt und geerdet zu sein.

Die Adaptogene für Ihr emotionales Wohl

Gelingt es uns, die vom Stress gestörte Verbindung von Körper, Geist und Psyche zu stabilisieren, erfreuen wir uns wieder einer guten Gesundheit. Setzen Sie die antriebsfördernden und ausgleichenden Komponenten dieser bewährten Adaptogene geschickt für sich ein.

Angstzustände Angst ist die vollkommen natürliche Reaktion auf Belastungssituationen und gehört zur Fight-or-Flight-Reaktion. Schlafbeere, Kraut der Unsterblichkeit oder Chinabeere haben einen unmittelbaren Effekt auf das Nervensystem und können angstlösend wirken. Dies gilt auch für Weißdorn und Indisches Wassernabelkraut.

Niedergeschlagenheit Graue Tage voller Grübeleien. Ist man immer missgelaunt, geht nicht nur die Lebensfreude verloren, sondern auch die Leistungsfähigkeit.

aller Anforderungen, die in Arbeit und Familie an Sie gestellt werden oder die Sie im Alltag an sich selbst stellen. Dieser schleichende Prozess bringt uns aus dem Gleichgewicht. Ginseng, Wilder Indischer Spargel und Taigawurzel dienen der Vorbeugung und Therapie von Burnout. Sie können sie zwei bis drei Monate lang einnehmen und nach einer mehrmonatigen Pause erneut anwenden. Diese Adaptogene beruhigen, ohne müde zu machen, und regen bei mentaler oder körperlicher Erschöpfung an, ohne aufzuputschen. Gereiztheit verschwindet.

Starten Sie zunächst mit einem sanften Adaptogen wie Indischem Basilikum, um dann nach zwei bis 12 Wochen auf stärkere Kräfte wie Rosenwurz zuzugreifen. Bewährt haben sich auch Kombinationen von Adaptogenen und Begleitern wie Ingwer, Grünem Tee, Rosenblüten oder Kurkuma. Wer häufiger schlecht gelaunt und niedergeschlagen ist, sollte Klarheit über die Auslöser seines Stimmungstiefs gewinnen. Das Wissen über die Gründe und die Einnahme von Adaptogenen werden Sie wieder ins Gleichgewicht bringen.

Ausgebranntsein Burnout steht für eine innere Leere. Sie fühlen sich ausgepowert von der pflichtbewussten Erfüllung

Wie die Farben des Regenbogens

Die adaptogenen Pflanzen sind Allroundtalente: Sie wirken erstklassig für sich allein, wie beispielsweise ein Tee mit Indischem Basilikum. Sie können aber auch zusammen mit anderen Adaptogenen blendende Resultate erzielen, etwa die Synergietinktur, die gleich vier Adaptogene als Zutaten in sich vereint. Achten Sie darauf, keine gegensätzlichen Adaptogene zusammenzubringen, deren Wirkungen sich gegenseitig aufheben würden – beispielweise ein stimulierendes mit einem schlafförderndem Adaptogen.

Teemischung auf Vorrat
Bittersüßer Tee für Sensible

1 Portion
⊘ 15 Min.

- 1 EL getrocknete Kamillen-blüten (*Chamomilla romana*)
- 1 EL getr. Passions-blumenkraut (*Passiflora incarnata*)
- 1 EL Fenchelsamen
- 1 EL getr. Pfefferminz-blätter (*Mentha × piperita*)
- 1½ TL getr. Chinabeeren
- 1½ TL getr. Rosenblüten
- 1½ TL getr. Zitronen-melisse
- ¾ TL getr. Eibischblätter (*Althaea officinalis*)
- 350 ml Wasser

● Alle Zutaten in einem Braunglas mit Schraubdeckel mischen.

● Bei Bedarf 350 ml Wasser zum Kochen bringen. In eine große Tasse 1 TL Kräuter-mischung geben und das Wasser darüber-gießen.

● 8–15 Min. ziehen lassen.

Tipp Wasser für die Teezubereitung soll kalkarm sein mit einem niedrigen Härtegrad. Eventuell das Wasser filtern, Quellwasser aus der Natur sowie abgefüllt in Flaschen verwenden. Oder Leitungs-wasser mindestens 10 Min. sprudelnd kochen lassen.

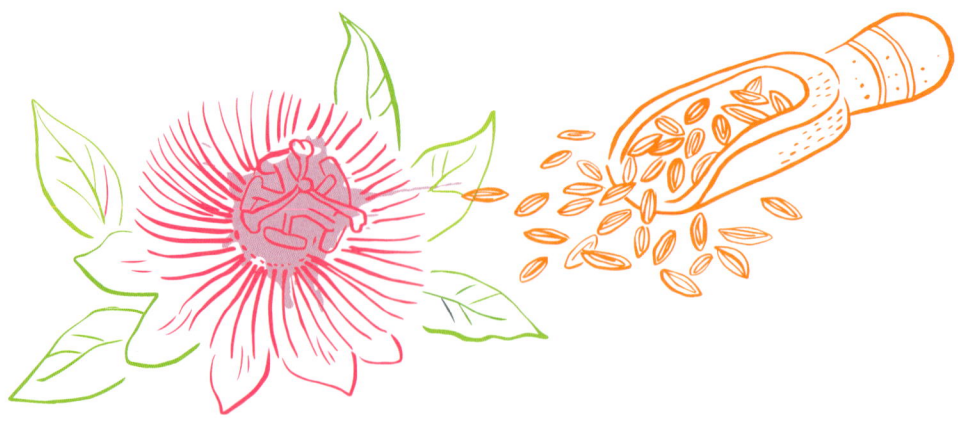

Snack
Bonbons mit Schlafbeere

Ca. 10–15 Stück
⊘ 15 Min. + 1 Std. Kühlzeit

120 g getrocknete Früchtemischung (Cranberrys, Rosinen, Pflaumen, Kirschen, Aronia-Beeren) • 120 g Zartbitterschokolade in Stückchen • 30 g Chia-Samen • 50 ml Honig • 30 g Schlafbeerenwurzelpulver • ½ TL gemahlener Zimt • ½ TL gemahlener Koriander • 2 EL Kokosflocken zum Rollen

● Getrocknete Früchte klein hacken.

● In einer Schüssel alle Zutaten vermischen, bis ein trockener Teig entsteht.

● Aus dem Teig Kugeln formen und in Kokosflocken wälzen.

● 1 Std. im Kühlschrank kaltstellen.

Tipp Kugeln einzeln in Wachspapierquadrate verpacken und die Enden zusammendrehen. Die Bonbons sind im Gefrierschrank mehrere Monate haltbar. Ein mutmachender Snack, am besten gleich zum Frühstück.

Mood Food
Hot Chocolate

1 Portion
⊘ 10 Min.

½ TL pflanzliche Pulvergelatine • 2 EL Wasser • 350 ml Kokosnussmilch • 2 TL Kakaopulver • 1 TL Vanilleessenz • Stevia, Honig oder Ahornsirup zum Süßen • ½ EL MCT-ÖL • 1 TL Schlafbeerenwurzelpulver • 1 Prise gemahlener Zimt

● Gelatine in Wasser auflösen.

● Kokosnussmilch, Kakaopulver, Vanilleessenz, Süßungsmittel, Pulvergelatine, MCT-ÖL und Schlafbeerenwurzelpulver in einem Topf erhitzen.

● Mischung in einen Mixer geben. Vermixen, bis eine cremige und schaumige Schokolade entsteht.

● Mit Zimt bestäuben und noch warm genießen.

Tipp Kakao gilt als Mood Food – als ein Nahrungsmittel mit einer gemütsaufhellenden Wirkung.

Kortisol ausgleichend

Beruhigendes Sonnenscheintonikum

1 Portion
⊘ 10 Min.

250 ml ungesüßte Mandelmilch • 1 gehäufter TL gemahlene Kurkuma • 1 gehäufter TL Schlafbeerenwurzelpulver • ½ TL Reishipulver (*Ganoderma lucidum*) • ¼ TL gemahlener Kardamom • ¼ TL gemahlener Zimt • ¼ TL Vanilleextrakt • 2 entsteinte, getrocknete Datteln • 1 Prise gemahlener Zimt

● In einem Topf Mandelmilch aufkochen.

● Mandelmilch zusammen mit allen Zutaten in einen Mixer geben und gut vermixen.

● Mit einer Prise gemahlenem Zimt bestäuben.

Tipp Kaffeefreunde können die Hälfte der Mandelmilch durch ½ Tasse Kaffee ersetzen. Für ein Kaltgetränk erhitzen Sie die Mandelmilch nicht und füllen Ihre Tasse mit Eiswürfeln, bevor Sie das Sonnenscheintonikum darübergießen.

antidepressiv

Tee mit Indischem Basilikum

1 Portion
⊘ 15–20 Min. Ziehzeit

1–2 EL getrocknetes Indisches Basilikum (alternativ 1 Handvoll frische Blätter und Blüten) • 250 ml Wasser

● Blätter in eine Kanne geben.

● Wasser zum Kochen bringen und über die Blätter gießen.

● Tee 15–20 Min. ziehen lassen und abseihen.

● 1 Tasse täglich trinken.

Angst lösend

Scharfes Chutney mit Kleinem Fettblatt

3–4 Portionen
⊘ 25 Min.

- 6–7 EL Kokosöl
- 2 EL Urad Dal (geschälte und halbierte weiße Urdbohnen)
- 2 getrocknete rote Chilischoten
- 2 grüne Chilischoten

- ½ Zwiebel in Scheiben
- 2 TL Kreuzkümmelsamen
- 2½ cm frischer Ingwer in Scheiben
- 8–10 getrocknete Curryblätter (oder 2 frische Zweige)

- 1 EL Tamarindenfruchtmark
- 50 frische Blätter vom Kleinen Fettblatt
- 1 TL Salz
- 2 TL brauner Zucker (pulverisiert)

● In einer Pfanne oder einem Wok 2 TL Kokosöl erhitzen und die Urdbohnen goldbraun anrösten.

● Chilischoten, Zwiebel, Kreuzkümmelsamen, Ingwer, Curryblätter und Tamarindenfruchtmark dazugeben. Rösten, bis die Zwiebeln glasig werden.

● Die Blätter vom Kleinen Fettblatt dazugeben und zusammenfallenlassen.

● Vom Herd nehmen und die Mischung 10 Min. abkühlen lassen.

● Mischung zusammen mit Salz und Zucker in einem Mixer vermixen.

● Restliches Kokosöl in der Pfanne erhitzen und die grüne Mischung dazugeben. Bei niedriger Hitze ständig rühren, bis das Chutney eine braune Farbe annimmt, ohne zu verbrennen.

● Chutney mit heißem Reis und 1 TL Ghee servieren.

Tipp Sie können zusätzlich 3 EL Kokosflocken unter das Chutney heben, bevor es in den Mixer kommt.

entspannend & beruhigend

Basilikum-Gesichtscreme »Aurora«

Ca. 130 ml
⏱ 20 Min. + 2 Min. Gesichtsmassage

- 4 g frische Blätter und Stiele Indisches Basilikum
- 80 ml Hamameliswasser
- destilliertes Wasser
- 1 EL Mandelöl
- 2 EL Sheabutter
- 1½ TL Emulgator (z.B. Emulsan)
- 7–10 Tropfen ätherisches Wildrosenöl (aus Hagebuttenkernen)

● Indisches Basilikum und Hamameliswasser mit dem Pürierstab pürieren.

● Basilikummischung in ein Glas abseihen, es sollten ca. 120 ml Flüssigkeit sein, eventuell mit Wasser auffüllen.

● Mandelöl, Sheabutter und Emulgator in ein mikrowellengeeignetes Gefäß geben, das später mit einem Deckel verschlossen werden kann. In 30-Sekunden-Abständen erhitzen, bis eine geschmolzene, weiche Masse entsteht.

● Basilikummischung langsam unter die Buttermasse rühren. Abkühlen und verdicken lassen. Wildrosenöl einrühren.

● Die Gesichtscreme ist im Kühlschrank etwa 2 Wochen haltbar.

Tipp Tragen Sie die Creme in Kombination mit einer Gesichtsmassage auf.

● Etwas Creme auf die Hand geben. Damit sanft den Hals hinauf zum Gesicht streichen.

● Von der Kinnmitte mit leichtem Druck am Kieferknochen entlang Richtung Ohr streichen.

● Finger seitlich von der Nase aus unterhalb des Auges am knöchernen Randbereich der Augenhöhle Richtung Ohr streichen.

● Mit den Fingern von den Augenbrauen über die Stirn zum Haaransatz gleiten.

● Jeden Schritt fünfmal wiederholen.

aufhellend

Synergietinktur mit vier Adaptogenen

Ca. 250 ml
⏱ 5 Min. + 6–8 Wochen Ziehzeit

2 EL getrocknete Taigawurzel • 2 EL getr. Schlafbeerenwurzel • 2 EL getr. Chinabeeren • 1 EL getr. Indisches Basilikum • 1 EL getr. Orangenschalen • 1 EL getr. Süßholzwurzel (*Glycyrrhiza glabra*) • 250 ml Wodka

● Getrocknete Kräuter in ein 500-ml-Glasgefäß mit Schraubdeckel geben.

● Wodka über die Kräuter gießen. Glas verschließen und schütteln.

● 6–8 Wochen an einem dunklen, kühlen Ort ziehen lassen und mehrmals pro Woche schütteln.

● Flüssigkeit durch ein Teesieb mit feinem Passiertuch in eine Braunglasflasche filtern und das Tuch gut ausdrücken.

● Bis zu dreimal täglich ½ TL Tinktur einnehmen.

sehr befreiend

Luxuriöses Badesalz

1 Säckchen
⏱ 10 Min. + 20 Min. Badezeit

110 g Bittersalz • 110 g Totes-Meer-Salz • ½ TL Mandelöl • 2 Tropfen ätherisches Eukalyptusöl • 1 Tr. äth. Rosmarinöl • 1 Tr. äth. Nelkenknospenöl • 1 Tr. äth. Zitronenöl • 2 EL getrocknetes Indisches Basilikum • 2 EL getr. Kamillenblüten

● In einer Schüssel die beiden Salze mischen.

● In einer zweiten Schüssel Mandelöl und die ätherischen Öle tropfenweise gut verrühren.

● Öle mit Salzen so lange verrühren, bis sich die Öle verteilt haben.

● Basilikumkraut und Kamillenblüten in ein Kräutersäckchen füllen.

● Die Öl-Salz-Mischung in der Badewanne mit warmem Wasser auflösen. Danach füllen Sie die Wanne mit Wasser und geben das Kräutersäckchen hinein. Bei 37–38 °C 15–20 Min. lang baden.

Rezepte bei Niedergeschlagenheit

weck die Kämpferin

Hauselixier aus stimulierenden Tinkturen

Ca. 240 ml

⏱ 5 Min. + evtl. 2–3 Wochen Ziehzeit bei selbstgemachten Tinkturen

45 ml Tinktur aus Macawurzelpulver (*Lepidium meyenii*) • 30 ml Tinktur aus Ginsengwurzelpulver • 30 ml Tinktur aus Löwenzahnwurzelpulver (*Taraxacum officinale*) • 15 ml Tinktur aus Schlafbeerenwurzelpulver • 15 ml Tinktur aus Kardamompulver • 10 ml Tinktur aus Süßholzwurzelpulver (*Glycyrrhiza glabra*) • 5 ml Tinktur aus Enzianwurzelpulver (*Gentiana lutea*) • 90 ml Ahornsirup

● Alle Zutaten in eine 250-ml-Braunglasflasche geben und gut verschütteln.

● An einem dunkeln Ort aufbewahren und 2–3 Wochen ziehen lassen.

● Morgens 1 TL davon einnehmen.

Tipp Für einen besonders nachhaltigen und langanhaltenden Kick geben Sie 1 TL Elixier in Ihre morgendliche Tasse Kaffee.

beruhigt besorgte Gemüter

Würziger Happy-Chai

Ca. 580 g

⏱ 5 Min. + 10 Min. Ziehzeit

100 g getrocknete Weißdornblätter mit Blüten • 150 g getr. Weißdornbeeren • 100 g getr. Indisches Basilikum • 100 g getr. Rosenblüten • 25 g getr. Zimtrindenstücke • 25 g getr. Ingwerstücke • 25 g Fenchelsamen • 25 g Kardamomkapseln, leicht angedrückt • 1 EL Koriandersamen (*Coriandrum sativum*) • 25 g getr. echter Sternanis (*Illicium verum*), leicht angedrückt

● Alle Zutaten in einem verschließbaren Gefäß mischen, kühl und trocken aufbewahren.

● Für einen Chai 250 ml Wasser zum Kochen bringen und vom Herd nehmen. 1 EL Chai-Mischung dazugeben und 10 Min. ziehen lassen.

● In eine Tasse seihen und genießen.

zaubert sonnige Laune

Bodypeeling mit Wildem Indischem Spargel

ca. 120 g

🕐 5 Min. + 2 Wochen Ziehzeit

Für Jojoba-Vanille-Öl:
- 2–4 Tr. Vanilleextrakt für Naturkosmetik
- 230 ml Jojobaöl

Für Bodypeeling:
- 1 EL getrocknete Orangenschalen
- 100 g Rohrzucker
- 2 EL Wilder-Indischer-Spargel-Pulver
- 2 EL Jojoba-Vanille-Öl
- 5 Tr. Blutorangenöl

Für das Jojoba-Vanille-Öl:
- Jojobaöl mit Vanilleextrakt in einem Schraubdeckelglas gut mischen.

- 2 Wochen an einem kühlen Ort ziehen lassen, öfters schütteln.

Für das Peeling:
- Orangenschalen im Blitzhacker auf Salzkorngröße zerhacken.

- In einer Schüssel trockene Zutaten vermischen.

- Ölmischung in die Zuckermischung geben und klumpenfrei vermischen.

- In ein Schraubdeckelglas geben und an einem dunklen Ort aufbewahren.

- Das Bodypeeling ist 1 Monat haltbar.

Tipp Sie können immer wieder vorsichtig den Vanilleextrakt mit Jojobaöl auffüllen.

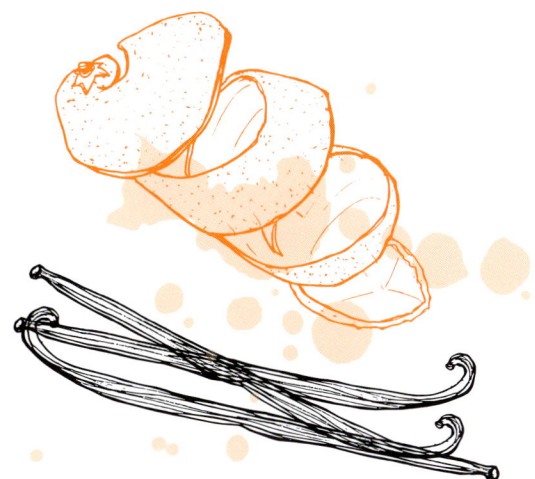

Rezepte bei Niedergeschlagenheit

lindert jedes Herzeleid

Schnelles Weißdorn-Oxymel

Ca. 120 g
⊘ 20 Min.

- 230 g getrocknete Weiß-
  dornbeeren
- 2 l Apfelessig
- 700 ml Honig

● Weißdornbeeren und Essig in einem Topf zum Kochen bringen.

● Hitze reduzieren und so lange köcheln lassen, bis die Flüssigkeit auf etwa 1 l reduziert ist.

● Beeren abseihen und Flüssigkeit auf Zimmertemperatur abkühlen lassen.

● Honig unterrühren, bis er komplett aufgelöst ist.

● 1–2 TL in ein Glas Wasser rühren und nach Bedarf trinken.

Tipp Dieses Oxymel passt gut zu spritzigem Mineralwasser, Obstsalat oder sogar in eine Vinaigrette für grünen Salat. Sie können aber auch einfach 1 EL pur genießen oder über kleine Pfannkuchen geben.

Zur weiteren Stabilisierung der Psyche können Sie eine Hälfte der Weißdornbeeren durch getrocknete Sanddornbeeren (*Hippophae rhamnoides*) ersetzen.

versüßen den Tag

Gute-Laune-Gummibärchen

Ca. 50 Stück
⊘ 30 Min. + 2 Std. Kühlzeit

• 65 g getrocknete Holunderbeeren
• 15 g getr. Zimtrindenstücke
• 15 g getr. Süßholzwurzelstücke

• 15 g getr. Eibischwurzelstücke
• 15 g getr. Weißdornbeeren
• 720 ml Wasser
• 240 ml Bioapfelsaft

• 50 g vegetarische Pulvergelatine
• 50 ml Honig
• Kokosöl zum Einfetten der Silikonförmchen

● Alle Kräuter mit Wasser und Apfelsaft in einem zugedeckten Topf aufkochen.

● Hitze reduzieren und 20 Min. ziehen lassen, bis die Flüssigkeit um etwa die Hälfte eingekocht ist. Die Kräuter abseihen und dabei mit einem umgedrehten Löffel alle Flüssigkeit herauspressen

● 120 ml des Sirups im Kühlschrank kühlen. Dann die Gelatine darüberstreuen und 1 Min. stehen lassen.

● Den restlichen Sirup aufkochen und über die gekühlte Sirup-Gelatine-Mischung gießen. Mit einem Schneebesen etwa 2 Min. kräftig durchrühren, bis sich die Gelatine aufgelöst hat.

● Langsam Honig unterrühren, bis die gewünschte Süße erreicht ist.

● Silikonförmchen mit ein wenig Kokosöl einfetten und Flüssigkeit vorsichtig einfüllen.

● Masse 2 Std. im Kühlschrank fest werden lassen und aus den Förmchen entfernen.

● Im Kühlschrank in einem gut verschlossenen Behälter mehrere Wochen haltbar. 1–3 Stück pro Tag verzehren.

machen satt und zufrieden
Frühstückskekse mit Taigawurzel

Ca. 50 Stück
⊘ 10 Min + 10–15 Min. Backzeit + 15 Min. Abkühlzeit

- 100 g Kokosraspel
- 60 g Sonnenblumenkerne
- 1 EL gemahlener Zimt
- ¼ TL Meersalz
- 3 TL Taigawurzelpulver
- 60 ml Ahornsirup
- 1 Ei Größe L
- ½ TL geschmolzenes Kokosöl

● Backofen auf 175 °C Ober-/Unterhitze vorheizen. Ein Backblech mit Backpapier auslegen.

● Kokosraspel und Sonnenblumenkerne im Mixer 30 Sek. lang vermixen.

● Zimt, Meersalz, Taigawurzelpulver, Ahornsirup, Ei und Kokosöl dazugeben und weitere 2 Min. vermixen.

● Die Mischung auf dem Backblech verstreichen. Mit einem zweiten Backpapier bedecken und mit einem Nudelholz etwa ½ cm dick ausrollen. Zweites Backpapier entfernen.

● Mit einem feuchten Messer den Teig in Quadrate schneiden.

● Backblech in den Ofen schieben und 10–15 Min. backen, bis die Kekse druckfest sind. Herausnehmen und Kekse 15 Min. auf dem Backblech abkühlen lassen.

● In einer gut verschlossenen Dose im Kühlschrank sind die Kekse etwa 1–2 Wochen haltbar.

Tipp Mit Pflanzen- oder Kuhmilch, Joghurt und Obst zum Frühstück genießen.

fördert das Wohlbefinden
Frischsaft vom Indischen Basilikum

1 Portion
⊘ 5 Min.

30 frische Blätter Indisches Basilikum •
120 ml Wasser

● Blätter waschen und mit dem Wasser im Mixer zu einer feinen Masse vermixen.

● Durch ein Teesieb in eine Tasse seihen, dabei mit dem Löffelrücken die Masse auspressen.

● Täglich 1 Tasse genießen.

Tipp Mit 1 EL Honig gemischt ist der Frischsaft ein Helfer gegen Erkältungen.

neue Superpower
Quartett-Tonikum fortissimo

Ca. 500 ml
⊘ 10 Min. + 6 Wochen Ziehzeit

115 g getrocknete Rosenwurz • 115 g getr. Tragantwurzel • 115 g getr. Schlafbeerenwurzel • 115 g getr. Taigawurzel • 500 ml Wodka oder ein anderer hochprozentiger Kornalkohol

● Die getrockneten Kräuter in ein Braunglas mit Schraubdeckel geben und mit Wodka auffüllen. Gut verschließen und verschütteln.

● Glas an einem kühlen Ort 6 Wochen stehen lassen. Jeden Tag ein- bis zweimal schütteln.

● Tinktur in eine 500-ml-Weithalsflasche aus Braunglas abseihen. Davon für den täglichen Gebrauch eine 30-ml-Apothekenflasche mit Pipette abfüllen. Den Inhalt von 1 Pipette am Tag einnehmen.

Tipp Die volle Pipette einer 30-ml-Flasche enthält 30 Tropfen Tinktur. Etwa 44 Tropfen entsprechen 1 TL.

Rezepte bei Ausgebranntsein

weckt die Sinne
Anregender Tee für einen ganzen Tag

1 l
🕐 10 Min. + 7 Min. Ziehzeit

20 g Rotbuschtee (*Aspalathus linearis*) •
10 g getrocknete Süßholzwurzel • 20 g
getr. Ginsengwurzel • 10 g getr. Melissen-
blätter (*Melissa officinalis*) • 20 g Grüner
Tee Sencha (*Camellia sinensis*) • 20 g getr.
Orangenschalen • 20 g getr. Zitronengras
(*Cymbopogon citratus*)

● Die getrockneten Kräuter in ein Gefäß
mit Schraubdeckel geben und gut verschütteln.

● Für eine Teezubereitung 1 l Wasser
zum Kochen bringen und 3 EL Kräutermischung dazugeben. 7 Min. ziehen
lassen. In eine Thermoskanne abseihen.

Tipp Bereiten Sie sich am besten gleich
morgens eine Kanne Tee für den ganzen
Tag zu. Wenn Sie die anregende Wirkung
verstärken wollen, lassen Sie den Tee einfach ein wenig länger ziehen. Sie können
auch Roiboos durch Mate oder Schwarz-
tee ersetzen.

erweckend & stimulierend
Kräuterbad für morgens

4–6 Bäder
🕐 5 Min. + 30 Min. Ziehzeit

100 g getrocknete Pfefferminzblätter • 100 g
getr. Eukalyptusblätter (*Eucalyptus globu-
lus*) • 100 g getr. Rosenblüten • 100 g getr.
Indisches Wassernabelkraut

● Kräutermischung in einer Schüssel gut
vermischen und in ein dekoratives Gefäß
mit gutsitzendem Deckel füllen.

● Pro Bad etwa 75 g Mischung in ein
Kräutersäckchen füllen.

● 1 l Wasser zum Kochen bringen. Kräutersäckchen hineingeben und von der
Hitze nehmen. 30 Min. ziehen lassen.

● Warmes Wasser in die Badewanne
einlaufen lassen, den Badewannentee und
das Kräutersäckchen dazugeben.

Tipp Während Sie baden, können Sie mit
dem Kräutersäckchen ein Körperpeeling
machen.

Rezepte bei Ausgebranntsein

beruhigend & entspannend

Kräuterbad für abends

4–6 Bäder
⊘ 5 Min. + 30 Min. Ziehzeit

100 g getrocknete Kamillenblüten • 100 g getr. Lavendelblüten (*Lavandula angustifolia*) • 100 g getr. Rosenblüten • 100 g getr. Indisches Wassernabelkraut

● Kräuter vermischen und in ein Gefäß mit Deckel füllen.

● Pro Bad etwa 75 g Mischung in ein Kräutersäckchen füllen. 1 l Wasser zum Kochen bringen. Kräutersäckchen hineingeben und von der Hitze nehmen. 30 Min. ziehen lassen.

● Warmes Wasser in die Badewanne einlaufen lassen, den Badewannentee und das Kräutersäckchen dazugeben.

● Während des Bads mit dem Kräutersäckchen ein Körperpeeling machen.

Tipp Für ein Fußbad bereiten Sie Badewannentee aus 60 g Kräutermischung zu und geben ihn mit 50 g Totes-Meer-Salz in eine Schüssel.

harmonisierend

Fruchtige Mandelmilch

1 Portion
⊘ 5 Min. + 30 Min. Ziehzeit

50 g Himbeeren • 250 ml Mandelmilch • 1 TL Indisches-Basilikum-Pulver • 1 TL Kraut-der-Unsterblichkeit-Pulver

● Himbeeren pürieren.

● Himbeerpüree mit Mandelmilch in einem Topf auf niedriger Stufe langsam erwärmen.

● Indisches-Basilikum-Pulver und Kraut-der-Unsterblichkeit-Pulver mit dem Schneebesen einrühren. Genießen.

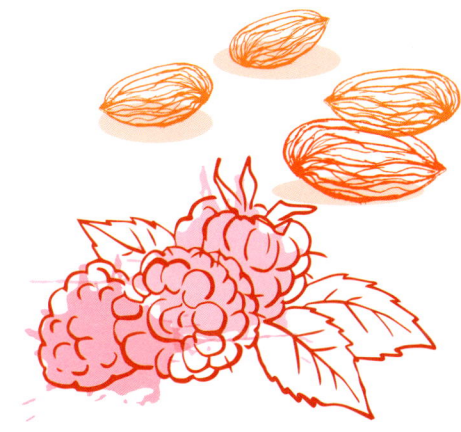

Rezepte bei Ausgebranntsein

Anti-Burnout
Ginsengtee heiß/kalt

3 Portionen
⊘ 20 Min. + 10 Min. Abkühlzeit

720 ml Wasser • 8–10 dünne Scheiben getrocknete Ginsengwurzel • 1–3 TL Honig

● Wasser und Ginseng in einen Topf geben. Zum Kochen bringen, bei reduzierter Hitze 15–20 Min. köcheln lassen.

● Vom Herd nehmen, abkühlen lassen und Honig darin auflösen. In eine Kanne seihen.

● Wiedererwärmen und heiß trinken. Oder abgekühlt in ein Glas mit Eiswürfeln füllen.

kühlt ab & regeneriert
Kühle Kräuter-kompresse

1 Portion
⊘ 20 Min. + 15 Min. Kühlzeit

250 ml Wasser • 1 TL getrocknete Pfefferminzblätter • 1 TL Grüner Tee Sencha • ½ TL Quartett-Tonikum fortissimo (Seite 107)

● Das Wasser zum Kochen bringen. Vom Herd nehmen. Die Teeblätter dazugeben, 15–20 Min. ziehen und abkühlen lassen. Im Kühlschrank weitere 15 Min. kühlen.

● Einen Baumwollwaschlappen in das Teekonzentrat legen, sodass er sich vollsaugt.

● Leicht ausdrücken, sodass der Waschlappen nass und schwer ist, ohne zu tropfen.

● Waschlappen flach hinlegen und das Quartett-Tonikum aufträufeln.

● Waschlappen zusammenrollen und Nacken, Stirn, Dekolleté oder Füße sanft betupfen.

Hallo, alte Gelassenheit

Glyzerit mit Seidenbaumblüten

Ca. 850 ml
⊘ 5 Min. + 4–6 Wochen Ziehzeit

- 50 g getrocknete Seidenbaumblüten
- 320 ml destilliertes Wasser
- 480 ml pflanzliches Glyzerin

● Alle Utensilien (Seite 27) einige Min. in kochendem Wasser sterilisieren.

● Gefäß mit Blüten füllen, dabei etwa 1½ cm Spielraum zum Deckel freilassen.

● Die Wasser-Glyzerin-Mischung vorsichtig auf die Blüten gießen und mit einem Metallstab Luftblasen entfernen. Darauf achten, dass die Mischung bis auf den Boden des Gefäßes gelangt.

● Das gut verschlossene Gefäß an einem dunklen Ort bei Zimmertemperatur etwa 4–6 Wochen stehen lassen und jeden zweiten Tag schütteln. Sollten die Blüten oberhalb der Flüssigkeit schwimmen, ein wenig Glyzerin nachfüllen.

● Das Glyzerit durch einen Seiher mit einigen Lagen Passiertüchern in ein Schraubglas abseihen. Die Tücher mit sauberen Händen gut ausdrücken.

● Beschriftete Flasche an einem kühlen, dunklen Ort aufbewahren. Dreimal täglich ¼–½ TL in Wasser einnehmen.

● Das Glyzerit ist etwa 1–2 Jahre haltbar.

Tipp Die Wasserbadmethode verkürzt die Ziehzeit auf 20 Min. Dazu einen Weckglasgummi auf den Boden eines Topfes geben und den hitzefesten, verschlossenen Behälter mit der Blüten-Glyzerin-Wasser-Mischung daraufstellen. So viel Wasser dazugeben, dass das Gefäß zur Hälfte bedeckt ist. Wasser zum Kochen bringen und 20 Min. köcheln lassen. Gefäß aus dem Wasser nehmen, abkühlen lassen und Glyzerit wie oben beschrieben umfüllen.

Rezepte bei Gereiztheit

viel Flüssigkeit tut gut
Blüten-Kräuterwasser

750 ml
⊘ 5 Min.

1 Handvoll Indisches Basilikum • 5–6 frische Ringelblumenblüten (*Calendula officinalis*) • ½ Biozitrone in Scheiben • 750 ml Wasser

● Die Basilikumstiele mit der Hand leicht verdrehen, sodass Blätter und Blüten leicht angequetscht werden und ihre duftenden Öle entlassen.

● Basilikum, Ringelblumenblüten und Zitronenscheiben in einen Krug geben und mit Wasser auffüllen.

● Nach Belieben Eiswürfel dazugeben und den Krug im Laufe des Tages immer wieder mit Wasser auffüllen.

Unmut verfliegt
Rosiger Kräutertee

500 ml
⊘ 15 Min.

1 TL getrocknetes Indisches Basilikum • 1 TL getr. Hibiskusblüten (*Hibiscus sabdariffa*) • 1 TL getr. Rosenblüten • 500 ml Wasser • 1–2 TL Honig

● Die Kräuter in den Einsatz einer Teekanne geben.

● Wasser zum Kochen bringen und über die Kräuter gießen.

● 10–15 Min. ziehen lassen, mit Honig süßen und genießen.

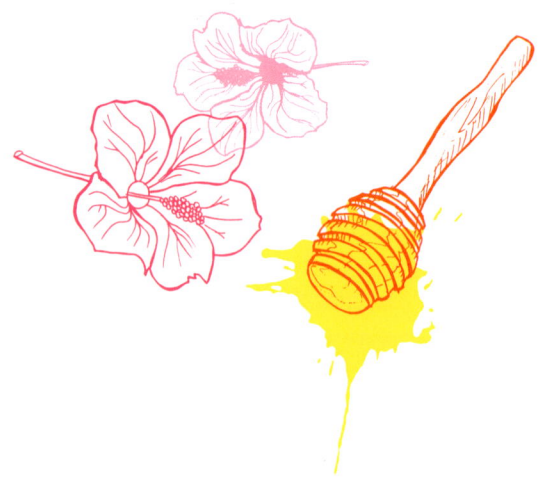

Sauer macht (wieder) lustig.

Essiggurkerl mit Indischem Basilikum

Ca. 900 ml
⊘ 10 Min. + 2 Std. Kühlzeit

1 kg kleine Gurken • 1 Bund Indisches Basilikum • 750 ml Weißweinessig • 2 EL Zucker • 2 TL Salz • 1½ TL Senfsaat gelb • ½ TL Selleriesaat • 2 getrocknete Chilischoten • ⅛ TL gemahlene Kurkuma

● Gurken waschen und trocken tupfen.

● Gurken zusammen mit Indischem Basilikum in ein oder zwei Schraubdeckelgläser geben.

● In einem Topf Weißweinessig, Zucker, Salz, Senfsaat, Selleriesaat, Chilischoten und Kurkuma zum Kochen bringen.

● Heiße Essiglösung über die Gurken geben, die komplett bedeckt sein müssen.

● Schraubdeckelgläser gut verschließen. Für 2 Std. in den Kühlschrank stellen.

Tipp Sie können zusätzlich zu den Gurken 60 g Zwiebelscheiben und 60 g grüne Paprika in Streifen dazugeben.

boostet Ihr Glückshormon

Schokoladentrüffel

ca. 30–40 Stück
⊘ 10 Min. + 1 Std. Kühlzeit

270 g entsteinte, getrocknete Datteln • 360 g Butter (oder Nussbutter) • 40–60 g Kokosflocken • 50 ml Kokosöl • 40 ml Honig • 2 EL Kakaopulver 85% • 2 EL Ginsengpulver • 2 EL Indisches-Basilikum-Pulver • 1 EL Wilder-Indischer-Spargel-Pulver • 1 TL Rosenblütenpulver • 1 TL Zimtpulver • zum Rollen: Kokosflocken, Kakaopulver oder gehackte Nüsse nach Belieben

● Alle Zutaten in einen Mixer geben und zu einer glatten Masse vermixen. Sollte sie zu körnig sein, etwas Kokosöl, Butter oder Honig zugeben.

● Masse zu kleinen Kugeln formen und in Zutaten zum Rollen wälzen.

● In einer gut verschließbaren Dose im Kühlschrank etwa 1 Std. kühlen.

Tipp Pur essen, im Fruchtsmoothie pürieren, auf Toast verstreichen oder klein gehackt ins Müsli oder auf Eis geben.

Rezepte bei Gereiztheit

Win-win-Situation

Orangensorbet

6–8 Portionen
⊙ 10 Min. + 1 Std. Kühlzeit

130 g Zucker • 180 ml Wasser • ca. 20 g
Indisches Basilikum (etwa 1 Tasse) • 700 ml
frischgepresster Orangensaft

● In einem Topf Zucker, Wasser und Indisches Basilikum verrühren. Bei mittlerer Hitze so lange umrühren, bis sich der Zucker aufgelöst hat.

● Sirup abseihen und im Kühlschrank 1 Std. kühlen. Orangensaft unterrühren und die Flüssigkeit abseihen.

● Die Flüssigkeit in einer Eismaschine nach Anleitung zu Eis verarbeiten.

● Oder die Flüssigkeit in einer flachen beschichteten Backform 2 Std. einfrieren. 15 Min. bei Raumtemperatur stehen lassen. Masse mit Gabel herauskratzen und kurz im Mixer vermixen.

● Sofort in Gläser füllen und genießen.

Superfood fürs Gemüt

Ginseng-Avocado-Creme

4 Portionen
⊙ 5 Min. + 1 Std. Kühlzeit

2 reife Avocados • 80 ml Nussmilch • 30 g
rohes Kakaopulver • 80 ml Ahornsirup •
1 geh. EL Ginsengpulver

● Alle Zutaten in einen Mixer geben und zu einer weichen Creme vermixen.

● Vor dem Servieren 1 Std. im Kühlschrank kühlen.

für gereizte Mimosen

Tinktur vom Seidenbaum

6–8 Portionen
⏱ 5 Min. + 6 Wochen Ziehzeit

100 g getrocknete Seidenbaumblüten •
550 ml Wodka (80 Vol.-%)

● Blüten in ein Braunglas mit Schraubdeckel geben.

● Das Glas mit Wodka auffüllen und gut
verschließen.

● 4–6 Wochen ziehen lassen. Immer
wieder schütteln.

● Durch ein Sieb mit Passiertuch in eine
Flasche abseihen.

● Ein- bis dreimal täglich 40–80 Tropfen
einnehmen.

Tipp Geben Sie 30–60 Tropfen in ein Glas
spritziges Mineralwasser oder gekühlten
Prosecco.

versöhnt mit der Welt

Liebliche Himbeer-Seidenbaum-Mousse

2–3 Portionen
⏱ 10 Min. + 8 Std. Einweichzeit + 6 Std.
Kühlzeit

100 g Cashewkerne • 60 ml Wasser • 1 TL
getrocknete Hibiskusblüten • 75 ml Ahornsirup • 75 ml Kokosöl • ¼ TL Meersalz •
300 g frische Himbeeren • 2 TL Seiden-
baumtinktur

● Cashewkerne über Nacht oder mindestens 8 Std. in Wasser einweichen.
Abgießen.

● 60 ml Wasser erhitzen und Hibiskusblüten darin 5 Min. ziehen lassen.
Abseihen.

● Ahornsirup, Kokosöl und Meersalz im
Hibiskustee erhitzen und schmelzen.

● In einem Mixer Tee, Himbeeren und
Tinktur vermixen.

● Mischung in eine Glasschüssel gießen
und 6 Std. kühlen.

Gehirn-Doping

Das menschliche Gehirn will nicht nur ein Gefäß sein, das zu füllen ist, sondern ein Feuer, das gezündet werden muss. Und beim »Zünden« helfen Ihnen Adaptogene.

Kann Sie bereits die Haustürklingel um die Konzentration bringen? Eine SMS, das Bellen des Nachbarhundes? Verlieren Sie öfters den Faden? Den äußeren Einflüssen zum Trotz können wir Sorge tragen, dass sich unsere Konzentrationsphasen durch seelische Ausgeglichenheit steigern.

Die Adaptogene gegen das geistige Tief

Lange Zeit nahm die Wissenschaft an, dass Veränderungen in den Nervenzellen des Gehirns, den Neuronen, mit der Bildung von Erinnerungen einhergehen. Heute glauben die meisten Experten, dass Gedächtnisbildung mit einer Stärkung vorhandener bzw. dem Entstehen neuer Neuronenverbindungen, der Synapsen, verknüpft ist.

Vergesslichkeit Fortgesetzter Stress kommt der Neurotransmitterfunktion in die Quere. Das geht so weit, dass Nervenzellen zum Beispiel im Hippocampus, der ja für die Erinnerung zuständig ist, schrumpfen können. Schlafbeere und Ginseng harmonisieren das Level der Neurotransmitter im Gehirn: also genau jener Botenstoffe, die die Reize von einem Neuron an das nächste weitergeben, sie verstärken oder modulieren. Ihr Gedächtnis lässt Sie nicht mehr im Stich.

unsere kognitive Leistungsfähigkeit in Abhängigkeit vom allgemein-nervösen Erregungsniveau. Adaptogene wie Kraut der Unsterblichkeit, Kleines Fettblatt oder Indischer Wassernabel können sowohl die Dauer der Denkphasen erhöhen als auch die Qualität der geistigen Leistung steigern. Besondere Wirkung zeigt hier die Chinabeere: Sie stimuliert die geistige Aktivität und beruhigt zugleich nervöse und ängstliche Menschen.

Hören Sie auf Ihren Körper

Ein Mentaltee oder ein Gedächtniselixier löst bei den einen aus, dass sie sich absolut vital fühlen, während die anderen leichte Magenschmerzen verspüren. Sollte ein adaptogenes Kraut bei Ihnen nicht unmittelbar die erwartete Wirkung zeigen, geben Sie nicht gleich auf, sondern versuchen Sie es noch einige Male, eventuell kombiniert mit einer Mahlzeit. Adaptogene, die für Sie unangenehme Nebenwirkungen mit sich bringen, könnten zu hoch dosiert oder schlicht nicht für Sie geeignet sein. In diesem Fall reduzieren oder beenden Sie die Einnahme.

Konzentrationsstörung Unzählige To-dos, das hohe Tempo unserer digitalen Welt, Leistungsdruck: Konzentrationseinbußen beruhen häufig auf anhaltenden Stresssituationen und Erschöpfungszuständen. Die seelische Überforderung wirkt sich auf die mentale Leistungsfähigkeit und die Konzentration aus. Neben Schlafbeere und Ginseng verbessern Taigawurzel, Guduchi, Rosenwurz und Chinabeere die Hirnfunktion und sorgen für geistige Klarheit.

Nervosität Ein wenig Nervosität ist gut, sie führt dazu, dass Sie Ihr Bestes geben und sich mental hellwach fühlen. Das sogenannte »Yerkes-Dodson-Gesetz« sieht

Rezepte bei Vergesslichkeit

steigert die Merkfähigkeit
Klassisches Gedächtniselixier

Ca. 145 Portionen
⏱ 5 Min. + 6 Wochen Ziehzeit

40 g getrockneter Rosmarin • 20 g getr. Ginkgoblätter (*Ginkgo biloba*) • 10 g getr. Indischer Wassernabelblätter • 20 g Haferstroh (*Avena sativa*) • 10 g getr. Pfefferminzblätter (*Mentha × piperita*) • 250 ml Weinbrand • ca. 200 ml Honig

● Die getrockneten Kräuter in ein 500-ml-Glas geben und gut vermischen.

● Den Weinbrand in das Glas gießen und mit Honig auffüllen.

● Das Glas gut verschließen und 6 Wochen an einem kühlen, dunklen Ort stehen lassen. Dabei gelegentlich umrühren.

● Die Flüssigkeit in eine Pipettenflasche abseihen und dunkel aufbewahren.

● 30 Tropfen täglich einnehmen.

Tipp Ginkgo verbessert die Durchblutung im Gehirn.

fördert das Gedächtnis
Gewürzte Buttermilch

Ca. 4 Portionen
⏱ 10 Min.

50 frische Kleines Fettblattblätter • 1 TL Butter oder Ghee • 1 EL Kreuzkümmelsamen • 6–8 schwarze Pfefferkörner • 1 grüne Chilischote • Salz • 80 g Kokosraspel • 350 ml Buttermilch • ¼ TL Senfkörner • ¼ TL Kreuzkümmelsamen • 4–5 getrocknete Curryblätter

● In einer Pfanne ½ TL Ghee schmelzen, Kreuzkümmelsamen, Pfefferkörner und Chilischote 1 Min. anrösten.

● Fettblattblätter, Röstkräuter, etwas Salz und Kokosraspel im Mixer zu einer weichen Paste vermixen. Bei Bedarf Wasser dazugeben. Die Mischung in einem Krug mit Buttermilch gut vermischen. Auf 4 Gläser verteilen.

● ½ TL Ghee in einer Pfanne schmelzen. Senfkörner, Kreuzkümmelsamen und Curryblätter erhitzen. Curryblätter entfernen. Mischung auf der Buttermilch verteilen und genießen.

wenn's drauf ankommt

Drink für besondere Denkleistung

1 Portion
⊙ 5 Min. + 15–20 Min. Ziehzeit

240 ml Wasser • 1½ EL getrockneter Indischer Wassernabel • 1½ EL getr. Indisches Basilikum • 1 kleines Stück frischer Ingwer (oder 1 TL Ingwerpulver) • 1 TL Honig • 1 ½ EL MCT-Öl • 1 TL frisch gepresster Zitronensaft • 1 Zweig Basilikum oder 1 Schnitz Zitrone

● Wasser zum Kochen bringen und in einer Kanne über die Kräuter gießen. 15–20 Min. ziehen lassen.

● Tee in einen Mixer abseihen. Ingwer, Honig, MCT-Öl und Zitronensaft dazugeben. 1–2 Min. auf hoher Stufe zu einem cremigen Getränk vermixen.

● In ein Glas gießen und garnieren. Tee morgens oder nachmittags trinken.

Tipp Sie können für einen zarten Kokosgeschmack das MTC-Öl durch 1 TL Kokosöl ersetzen. Wer es gern spritzig hat, gibt etwas Wasserkefir oder Kombucha dazu.

verbesserte Auffassungsgabe

Japanische Brain-Pizza

1–2 Portionen
⊙ 15 Min.

450 g fein geschnittener Weißkohl • 250 g fein geschnittener Lauch • 150 g Weizenvollkornmehl • ½ TL Meersalz • 2 Eier, Größe L, verquirlt • 1–2 EL Olivenöl • 1 Handvoll frische Kleines Fettblattblätter • geröstete Mandelscheiben

● In einer Schüssel Weißkohl, Lauch, Weizenvollkornmehl und Meersalz gut vermischen. Eier unterheben.

● Eine Pfanne auf mittlerer Temperatur erhitzen und Olivenöl hineingeben. Weißkohlmischung hineingeben und flach verteilen. 4–5 Min. braten, bis die Unterseite goldbraun ist.

● Pizza auf einen Teller gleiten lassen. Mit einem zweiten Teller umdrehen und in die Pfanne zurückgeben. Mit einer Pfannenschaufel flach drücken und 3–5 Min. braten.

● Mit Fettblattblättern und Mandeln bestreuen. Sofort servieren.

mehr mentale Aktivität
Müsli mit Rose und Chinabeere

ca. 600 g
⊘ 10 Min. + 35 Min. Backzeit

- 400 g Haferflocken
- 170 g Walnusshälften
- ½ TL feines Meersalz
- 1 TL Chinabeerenpulver
- 1/8 TL frisch gemahlener Pfeffer
- 20 g getrocknete Rosenblütenblätter
- 85 g Rosinen
- 115 g Butter
- 120 ml Honig
- 1 TL Rosenblütenwasser

● Backofen auf 150 °C Ober-/Unterhitze vorheizen. Zwei Backbleche mit Backpapier auslegen.

● In einer großen Schüssel Haferflocken, Walnusshälften, Meersalz, Pfeffer, Chinabeerenpulver, die Hälfte der Rosenblütenblätter und die Rosinen vermischen.

● Butter in einer kleinen Pfanne erhitzen und den Honig hineinrühren. Pfanne vom Herd nehmen und das Rosenblütenwasser mit dem Schneebesen einrühren.

● Die Honigmischung über die Haferflocken-Nuss-Mischung geben und ½ Min. gut umrühren.

● Das Müsli gleichmäßig dünn auf die beiden Bleche verteilen und 35–40 Min.

goldfarben backen. Dabei mehrmals umrühren.

● Aus dem Ofen nehmen und Müsli ganz abkühlen lassen. Mit den restlichen Rosenblütenblättern bestreuen.

● Das Müsli ist gut verschlossen bei Zimmertemperatur 2 Wochen haltbar.

Tipp Wenn Sie ein gröberes Müsli möchten, heben Sie nach dem Honig ein schaumig geschlagenes Eiweiß darunter. Wenn Sie ungespritzte Rosen im Garten haben, können Sie die Blüten von 12 kleinen Rosen einige Tage auf einem mit Backpapier ausgelegten Backblech an der Sonne ganz trocknen lassen und für das Müsli verwenden.

für den Brainkick am Morgen

Geniales Stimulanzpulver

ca. 130 g
⊘ 20 Min.

65 g getrocknete Tragantwurzel • 65 g getrocknete Rosenwurz • 3 mittelgroße Stücke getrocknete Ginsengwurzel • 30 g Taigawurzelpulver

● Jede Wurzel einzeln zu feinem Pulver vermahlen.

● Alles in eine luftdicht verschlossene Dose füllen und das Taigawurzelpulver unterrühren.

● Morgens ¼–½ TL in Tee, Matcha oder einen Smoothie einrühren.

● Die Mischung ist 6 Monate haltbar.

hochfokussiert

Zoomkugeln

ca. 20–30 Stück
⊘ 20 Min.

470 g Nussbutter • 470 g Tahin (Öl abgetropft) • 120 ml Honig • 55 g Macawurzelpulver • 30 g Schlafbeerenwurzelpulver • 30 g Taigawurzelpulver • 30 g Rosenwurzpulver • 160 g fein gehackte Mandeln • 230 g Kokosraspel, leicht geröstet • 340 g Zarbitterschokoladensplitter • 120 g Rosinen • Backkakao, Kokosflocken für Überzug

● Nussbutter, Tahin und Honig in einer Schüssel gut verrühren.

● Die Kräuterpulver in einer zweiten Schüssel vermischen und zur Nussbuttermischung geben. Gut unterheben.

● Mandeln, Kokosraspel, Schokoladesplitter und Rosinen untermischen. Für eine teigartige Konsistenz bei Bedarf Backkakao zugeben.

● Den Teig in walnussgroße Kugeln formen. Die Kugeln überziehen und 2 Stück am Tag essen.

Rezepte bei Vergesslichkeit

Rezepte bei Vergesslichkeit

Brainfood total
Süßherbe Walnüsse

ca. 450 g
⏱ 10 Min + 25 Min. Backzeit

140 g Rohrzucker • 2 TL feines Meersalz •
1 TL Guduchipulver • 30 g Sesamsaat • 2 Eiweiß, Größe L • 450 g Walnusshälften • 45 g
getrocknete Feigen, gehackt

● Backofen auf 150 °C Ober-/Unterhitze
vorheizen.

● Zwei Backbleche mit Backpapier auslegen. In einer kleinen Schüssel Rohrzucker,
Meersalz, Guduchipulver und Sesamsaat
vermischen.

● In einer großen Schüssel Eiweiß nur
wenig schaumig schlagen. Nüsse und Feigen unterheben. Nuss-Gewürz-Mischung
darübergeben und gut vermischen.

● Nüsse auf die Backbleche verteilen und
ca. 25 Min. backen.

● Nach Belieben genießen. Die Nüsse sind
gut verschlossen etwa 1 Woche haltbar.

Kick fürs Köpfchen
Frische Fruchtleder-lollies mit Rosenwurz

15 Stück
⏱ 20 Min. + 5 Std. Trockenzeit

125 g Himbeeren • 125 g Erdbeeren • 2 TL
Zitronensaft • 2 EL Honig • 4 TL Köstlich aro-
matisches Rosenwurzelixier (Seite 76) •
Granatapfelsaft bei Bedarf

● Backofen auf 80 °C Umluft vorheizen.
Ein Backblech mit Backpapier auslegen.

● Alle Zutaten in einem Mixer zu einem
feinen, zähflüssigen Mus pürieren. Bei Bedarf mit Granatapfelsaft verdünnen.

● Fruchtmus in einen Spritzbeutel füllen
und ½ cm dicke Kreise auf das Backpapier
spritzen. Ein Holzstäbchen in die Mitte
legen und mit Fruchtmus bedecken.

● Im heißen Ofen ca. 4–5 Std. trocknen,
bis die Lollies nicht mehr klebrig sind.
Sonst um 30 Min. verlängern. Während
des Trocknens die Backofentür einen
Spalt offenlassen, damit Wasserdampf
entweichen kann.

● Bis zu 2 Wochen haltbar.

die leckere Pause
Salziger Datteldip mit Kokosnuss & Ginseng

ca. 240 ml
⊘ 5 Min.

50 g entsteinte Medjool-Datteln (ggf. einge-weicht) • 400 ml cremige Kokosmilch (über Nacht gekühlt und nicht geschüttelt) • ¼ TL Vanilleextrakt • 1 Prise Salz • 1 EL Ginseng-pulver

● In einem Mixer Datteln fein pürieren.

● Die Dose Kokosmilch öffnen und den festen oberen Teil herauslöffeln und zu den Datteln geben. 2 EL des übrigen Kokoswassers, Vanilleextrakt, Salz und Ginsengpulver dazugeben. Gut vermixen. Sollte der Dip zu fest sein, mehr Kokos-wasser zugeben, bis die gewünschte Konsistenz erreicht ist.

● Dip bei Bedarf in der Mikrowelle kurz erwärmen. Mit Apfelschnitzen oder anderem Obst, Laugengebäck oder Keksen genießen.

Tipp Harte Datteln weichen Sie vor dem Pürieren 30 Min. in warmem Wasser ein.

für die Gehirnaktivität
Erfrischender Turbosmoothie

2 Portionen
⊘ 5 Min.

1 TL Kreuzkümmelsamen • ½ Tasse frische Blätter vom Kleinen Fettblatt • 50 g frisches Kokosnussfleisch • 360 ml Wasser • 120 ml Naturjoghurt • 1 TL Rosenwurzpulver • 1 EL Jaggery (Vollrohrzucker) • Meersalz • Eiswürfel

● Kreuzkümmelsamen, Fettblattblätter und Kokosnuss in einem Mixer zu einer glatten Paste vermixen.

● 120 ml Wasser zugeben und die Masse durch ein feines Sieb in eine große Schüs-sel passieren.

● Reste aus dem Sieb wieder in den Mi-xer geben. Joghurt, Rosenwurzpulver und restliches Wasser zugeben und alles gut vermixen. Mischung durch das Sieb in die große Schüssel gießen.

● Mit Jaggery und Meersalz abschme-cken und nach Belieben mit Eiswürfeln servieren.

voll konzentriert
Indisches Linsengericht mit Kleinem Fettblatt

3–4 Portionen
⊘ 60 Min. + 12 Std. Einweichzeit

- 180 g Mungbohnen halb, geschält
- 1 TL Urad Dal (geschälte und halbierte weiße Urdbohnen)
- 1 TL Kichererbsen, halb, geschält
- 750 ml Wasser

- ½ Tasse frische Blätter vom Kleinen Fettblatt
- 1 TL Ghee
- 2 TL Kokosöl
- 1 TL gelbe Senfkörner
- ¼ TL gemahlene Kurkuma
- 1 getrocknete rote Chilischote

- 1 Prise Asafoetida (*Ferula asafoetida*)
- 1 TL Kreuzkümmelsamen
- 5–6 getrocknete Curryblätter
- Salz
- frisch gepresster Zitronensaft

● Mungbohnen, Urad Dal und Kichererbsen kalt abspülen und über Nacht einweichen. Abgießen und kalt abspülen.

● In 750 ml Wasser ca. 30–45 Min. weichkochen.

● Fettblattblätter waschen und in einem Mixer grob vermixen.

● In einer Pfanne Ghee und Kokosöl bei leichter Hitze erhitzen. Senfsaat zugeben. Sobald die Senfsaat zu poppen beginnt, Kurkuma, Chilischote, Asafoetida, Kreuzkümmelsamen und Curryblätter zugeben.

● Das Fettblattpüree zugeben und kurz mitbraten, bis der rohe Geruch verschwunden ist.

● Hülsenfrüchte zugeben und gut vermischen. Mit Salz und Zitronensaft abschmecken.

● Mit Basmatireis servieren.

Tipp Sie können 1 kleine in Scheiben geschnittene Zwiebel und 1 gewürfelte Tomate anbraten und zu den Hülsenfrüchten geben.

hält die grauen Zellen bei Laune
Vitamin-C-reiches Dekokt

1 l
⊙ 25 Min.

2 EL getrocknete Chinabeeren • 2 EL getr. Indisches Basilikum • 2 EL getr. Holunderbeeren • 1 EL getr. Hagebuttenfrüchte (*Rosa canina*) • 1 EL Brennnesselsaat • 2 Zimtstangen • 1 EL getr. Süßkraut (*Stevia rebaudiana*)

● Sämtliche Zutaten in einem Topf vermischen.

● 1 l Wasser zum Kochen bringen und die Kräuter hineingeben. 15–20 Min. köcheln lassen. Vom Herd nehmen und Dekokt in einen Krug abseihen.

● Abgekühlt im Kühlschrank aufbewahren. Nach Belieben jede Tasse mit etwas Wasser oder Zitronensaft verdünnen.

Tipp Sie können das Dekokt bis zu einige Std. ziehen lassen. Das sorgt für einen intensiveren Geschmack und ergibt einen eher medizinischen Tee.

pure Denkenergie
Bunte Kugeln für mentale Energie

18–24 Stück
⊙ 15 Min.

160 g Cashewkerne • 160 g Kokosraspel • 75 g Tahin • 2 EL Kokosöl • 2 EL Matchapulver • 2 EL Macawurzelpulver • 2 EL Igelstachelbartpulver (*Hericium erinaceus*) • 1 EL Ginsengpulver • 2 TL frisch gepresster Zitronensaft • 2 TL Zitronenschalenabrieb • 1 EL Honig • für den Überzug Kokosraspel, gehackte Gojibeeren (*Lycium barbarum*), Matchapulver, gemahlene Pistazien

● Im Mixer Cashewkerne und Kokosraspel zu einem feinen Pulver vermahlen.

● In einer Schüssel das Nusspulver mit den restlichen Zutaten zu einem leicht klebrigen grünen Teig verarbeiten.

● Mit feuchten Händen kleine Kugeln formen und in vier gleiche Teile aufteilen. Kugeln jeweils in Kokosraspeln, Gojibeeren, Matchapulver oder gemahlenen Pistazien wälzen.

● Gut verschlossen sind die Kugeln im Kühlschrank 3–4 Tage haltbar.

kräftigend im Lernalltag
Kraftbrühen für Studierende jedes Alters

1 l

⏱ 10 Min. + 1 Std. Kochzeit

Vegetarische Brühe:
- 2 Zwiebeln
- 3 Möhren
- 5 Stangen Sellerie
- 2 Lauchstangen (grüner Teil)
- 1 Fenchelknolle
- 2 Petersilienwurzeln

- 2 EL Olivenöl
- 1 Bund frischer Thymian
- 1 Bund frische Petersilie
- 2 Lorbeerblätter
- 1 TL Pfefferkörner
- 15 g getrocknete Tragantwurzel
- 15 g getr. Taigawurzel

- 15 g getr. Schlafbeerenwurzel
- Meersalz
- Pfeffer aus der Mühle
- 1½ l Wasser

Fleischbrühe (zusätzlich):
- 500 g Suppenfleisch
- 2–3 Suppenknochen

Für die vegetarische Brühe:

● Gemüse putzen und grob zerkleinern. In einem Topf mit etwas Olivenöl 5–7 Min. anschwitzen.

● Thymian, Petersilie, Pfefferkörner, Tragantwurzel, Taigawurzel und Schlafbeerenwurzel zugeben und alles mit Wasser bedecken. Zum Kochen bringen, dann die Hitze reduzieren und die Brühe etwa 1 Std. köcheln lassen. Gelegentlich umrühren.

● Gemüse und Kräuter mit einem Schaumlöffel entfernen und die verbliebende Brühe in einen zweiten Topf durch einen Seiher mit Passiertuch umfüllen.

● Mit Salz und Pfeffer abschmecken.

Für die Fleischbrühe:

● Zubereitung wie oben. Nach dem Anschwitzen Fleisch und Knochen zugeben, aber ohne Adaptogene mit Wasser zunächst 1 Std. bei milder Hitze offen kochen lassen. Eventuell in den ersten 15 Min. Schaum abschöpfen.

● Tragant-, Taiga- und Schlafbeerenwurzel zugeben und 1 Std. bei milder Hitze offen kochen lassen. Abseihen.

heizt Hirn und Herz ein
Chai fürs Köpfchen

1 Portion
⊘ 12 Min.

1 TL Igelstachelbartpulver (*Hericium erinaceus*) • 3 EL Kokosmilch, ungesüßt • 250 ml Wasser • ⅛ TL gemahlener Zimt • ⅛ TL gemahlener Kardamom • ⅛ TL Ingwerpulver • ⅛ TL Vanillepulver • ½ TL gemahlener Rosenwurz • ½ TL Honig

● Igelstachelbartpulver, Kokosmilch, Wasser, Zimt, Kardamom, Ingwerpulver und Vanillepulver in einen Topf geben und bei mittlerer Hitze etwa 10 Min. erwärmen. Mehrmals umrühren.

● Topf vom Herd nehmen und Rosenwurz und Honig zugeben. Mit einem Schneebesen schaumig schlagen und genießen.

Tipp Als »Hou Tou Gu« wird der wuschelige Pilz Igelstachelbart seit Jahrhunderten in der TCM eingesetzt, um den durch Stress gestörten Organismus wieder in sein natürliches, gesundes Gleichgewicht zu bringen.

der mentale Morgenturbo
Pudding mit Rosenwurz und Hagebutten

4 Portionen
⊘ 5 Min. + 5–12 Std. Kühlzeit

75 g getrocknete Hagebuttenfrüchte • 45 g Chiasamen • 250 ml Apfelsaft • 250 ml Kokosnussmilch • 1 EL Honig • 1 TL Zimt • 1 TL Rosenwurzpulver • 1 Banane • 1 EL Müsli

● Hagebuttenfrüchte, Chiasamen, Apfelsaft, Kokosnussmilch, Honig, Zimt und Rosenwurzpulver in ein Litergefäß mit Schraubdeckel füllen. Gut verrühren, sodass sich keine Klumpen bilden.

● Mindestens 5 Std. im Kühlschrank kühlen, damit der Pudding eindickt. 2- bis 3-mal umrühren.

● Fürs Frühstück 1 Banane klein schneiden und die gewünschte Menge Pudding darübergeben. Mit Müsli dekorieren.

● Innerhalb von 3 Tagen verbrauchen.

Tipp Sie können klein geschnittene frische Hagebutten verwenden, achten Sie aber darauf, zuvor alle Samen zu entfernen.

Rezepte bei Nervosität

ruhig werden

Duftendes Schlafsäckchen mit fünf Kräutern

1 Säckchen
⊘ 5 Min.

1 EL getrocknete Hopfenzapfen (*Humulus lupulus*) • 1 EL getr. Lavendelblüten • 5 EL getr. Rosenblüten • 5 EL getr. Kamillenblüten • 5 EL getr. Indisches Basilikum

● Alle Kräuter in ein Kräutersäckchen (ca. 12 × 17 cm) füllen.

● Neben das Kopfkissen legen.

● Das Kräutersäckchen ist monatelang haltbar. Es muss ersetzt werden, wenn die Kräuter kein Aroma mehr verströmen oder Feuchtigkeit aufgenommen haben.

Tipp Sie können das Kräutersäckchen auch als entspannenden Badezusatz verwenden. Einfach in das einlaufende Badewasser legen.

Nootropika + Adaptogene

Wohltuender Tee fürs Nervenkostüm

1 Portion
⊘ 35 Min. Ziehzeit

55 g getrocknete Ginsengwurzel • 55 g getr. Chinabeeren • 30 g getr. Kleines Fettblatt • 30 g getr. Ginkgoblätter • 30 g getr. Indischer Wassernabel • 30 g getr. Rosmarin (*Rosmarinus officinalis*)

● Alle Zutaten in einem Braunglas mit Schraubdeckel mischen.

● Bei Bedarf je nach gewünschter Konzentration 500–950 ml Wasser zum Kochen bringen.

● 2 TL Kräutermischung dazugeben und 20–30 Min. ziehen lassen. Einmal pro Tag 1 Tasse trinken.

Tipp Nootropika wie beispielsweise Gingko oder Rosmarin sind Stoffe, von denen man annimmt, dass sie eine vorteilhafte Wirkung auf die Aktivität des zentralen Nervensystems haben.

herrlicher Start in den Tag

Vegane Pfannkuchen mit Ginseng

Ca. 6 Stück
⊘ 15 Min.

240 ml Mandelmilch • 1 EL Apfelessig • 1 TL Vanilleextrakt • 130 g Weizenvollkornmehl • 1 TL Ginsengpulver • 3 EL Rohrzucker • ½ TL Meersalz • 1 EL Kokosöl • Ahornsirup nach Belieben

● Mandelmilch, Apfelessig und Vanilleextrakt in einer Schüssel mischen.

● Weizenvollkornmehl, Ginsengpulver, Rohrzucker und Meersalz mischen, unter die Milchmischung heben.

● In einer beschichteten Pfanne Kokosöl schmelzen.

● Mit einer kleinen Schöpfkelle Teig in die Pfanne gießen und kleine Pfannkuchen formen. Pro Seite 2 Min. bei mittlerer Hitze backen. Mit Ahornsirup servieren.

Tipp Sie können zusätzlich in die Milchmischung 200 g kleingeschnittene Früchte oder frische Beeren geben.

harmonisierende Erfrischung

Rhabarber-China-beeren-Sirup

ca. 500 ml
⊘ 40 Min. + 45 Min. Ziehzeit

500 Rhabarber • 60 g getrocknete China-beeren • 400 g Feinzucker • 475 ml Wasser • 2 EL Zitronensaft • 1 EL Rosenwasser

● Rhabarber waschen und in kleine Stücke schneiden. Rhabarber, Chinabeeren und Zucker in einem Topf vermischen und 45 Min. stehenlassen. Mehrmals umrühren.

● Wasser zugeben und bei mittlerer Hitze erwärmen. Umrühren, bis sich der Zucker aufgelöst hat. 15–20 Min. weiter köcheln, bis der Rhabarber musig wird. Vorsichtig durch einen Seiher mit Passiertuch in einen Topf abseihen.

● Zitronensaft unterrühren. Weitere 15–20 Min. köcheln lassen, bis der Sirup eindickt. Vom Herd nehmen und abkühlen lassen. Rosenwasser unterrühren.

Tipp 1–2 EL Sirup in Mineralwasser in Naturjoghurt oder über Waffeln geben.

Rezepte bei Nervosität

Nervenwein

Karmelitergeist mit Zitronenmelisse

750 ml
⏱ 5 Min. + 4–6 Std. Ziehzeit

4 EL getrocknete Zitronenmelisse • 4 EL getr. Angelikawurzel (*Angelica archangelica*) • 4 EL getr. Kraut der Unsterblichkeit • 1 EL getr. Koriander (*Coriandrum sativum*) • 1 EL Schale einer frischen Biozitrone • 1 EL Zimtrindenstücke • 2 getr. Gewürznelken (*Syzygium aromaticum*) • ¼ TL gemahlene Muskatnuss • ¾ l trockener Weißwein

● Alle Kräuter und Gewürze in ein großes Schraubglas geben. Wein darübergießen, gut umrühren und das Glas verschließen.

● 4–6 Std. ziehen lassen.

● Durch einen Seiher mit mehreren Lagen Passiertüchern in eine Flasche abseihen.

● Mehrere Std. kühlen und innerhalb von 3–4 Tagen verbrauchen.

Tipp Für eine alkoholfreie Version ersetzen Sie den Wein durch Wasser.

erfrischt Nerven, Geist und Körper

Minzige Nerven- wellness

750 ml
⏱ 5–7 Min. Ziehzeit

55 g getrocknetes Indisches Basilikum • 55 g getr. Chinabeeren • 30 g getr. Schlafbeerenwurzel • 30 g getr. Wilder Indischer Spargel • 30 g getr. Rosenwurz • 30 g getr. Grüner Hafertee • 30 g getr. Pfefferminzblätter

● Alle Zutaten in einem luftdichten Gefäß vermischen und an einem kühlen, dunkeln Ort aufbewahren.

● Für eine Tasse Tee 250–300 ml Wasser zum Kochen bringen

● 1 EL lose Kräuter in einen Teefilter füllen und diesen in die Tasse geben. Mit Wasser auffüllen.

● 5–7 Min. ziehen lassen. Für einen intensiveren Geschmack auf 15–20 Min. verlängern.

entspannend am Abend

Kurkumagelbes Popcorn mit Schlafbeere

4–6 Portionen
⊙ 15 Min.

3 EL Kokosöl • 120 g Popcorn-Mais • ½ TL gemahlene Kurkuma • 1 Msp. Safranfäden • ½ TL Meersalz • 2 EL Hefeflocken • 2 TL Schlafbeerenwurzelpulver • 2 EL Sesamsaat • 3 EL geröstete Kokosflocken

● In einer großen Pfanne 1 EL Kokosöl und die Hälfte der Maiskörner verrühren. Stark erhitzen und, sobald die Körner zu poppen beginnen, die restlichen Körner zugeben. Deckel aufsetzen und die Pfanne immer hin- und her schütteln, bis das Poppen aufhört.

● Popcorn vom Herd nehmen

● In einer kleinen Pfanne 2 EL Kokosöl mit Kurkuma, Safranfäden und Meersalz sanft anschmelzen. Die geschmolzene Mischung über das Popcorn gießen und gut vermischen.

● Hefeflocken, Schlafbeerenwurzelpulver, Sesamsaat und Kokosflocken darübergeben und alles gut durchmischen.

entspannend am Abend

Softiges Kühlschrank-Karamell

Ca. 16 Stück
⊙ 15 Min. + Gefrierzeit

10–12 entsteinte Soft-Datteln • 110 g Mandelbutter • 3 EL geschmolzenes, nicht heißes Kokosöl • 3 EL Backkakao • 1 Prise Meersalz • ¼ TL Vanilleextrakt • 1 EL Schlafbeerenwurzelpulver • zur Dekoration Kakaopulver, Gojibeeren oder Bienenpollen

● Datteln in einem Mixer zu einer weichen Paste verarbeiten. Mandelbutter und Kokosöl dazugeben und vermixen.

● Backkakao, Meersalz, Vanilleextrakt und Schlafbeerenwurzelpulver dazugeben und vermixen.

● Die Mischung auf Backpapier geben und zu einem großen Riegel formen. Gut einpacken und gefrieren, bis der Riegel fest ist.

● Den Riegel in mundgerechte Stücke schneiden und nach Belieben mit Kakaopulver, Gojibeeren oder Bienenpollen dekorieren. Im Kühl- oder Gefrierschrank aufbewahren.

Rezepte bei Nervosität

Genuss ohne Koffein

Kräuterkaffee mit Taigawurzel

Ca. 420 g
⏱ 5 Min. + 2 Std. Röstzeit

- 110 g Wegwartenwurzel (*Cichorium intybus*)
- 110 g Löwenzahnwurzel (*Taraxacum officinale*)

- 55 g Klettenwurzel (*Arctium lappa*)
- 30 g Johannisbrotstücke (*Ceratonia siliqua*)
- 2 EL Zimtrindenstücke

- 2 EL Schiefer Schillerporlingpulver (*Inonotus oliquus*)
- 2 EL Macawurzelpulver
- 2 EL Taigawurzelpulver

● Backofen auf 135 °C Ober-/Unterhitze vorheizen.

● Ein Backblech mit Backpapier auslegen. Wegwartenwurzel, Löwenzahnwurzel, Klettenwurzel und Johannisbrotstücke daraufgeben und 2 Std. rösten, bis alles gleichmäßig gebräunt ist.

● Mit einer Gewürzmühle die gerösteten Wurzeln, Johannisbrot- und Zimtrindenstücke zu einem »Kaffeepulver« vermahlen.

● Schillerporling-, Macawurzel- und Taigawurzelpulver gut unterrühren.

● Im Kühlschrank in einer luftdicht verschlossenen Dose aufbewahren.

● Wie Kaffee aufbrühen, 1 EL Mischung benötigt 240 ml Wasser.

Tipp Der Schiefe Schillerporling bzw. Chaga ist ein beliebter Vitalpilz der traditionellen chinesischen Kräuterkunde.

schützt die Nervenzellen

Goldene Milch mit Schlafbeere

ca. 2 Portionen
⊘ 5 Min.

560 ml Milch · 30 g rohes Kakaopulver gesiebt · 2 EL gemahlene Kurkuma · 1 EL Schlafbeerenwurzelpulver · 8 EL Honig nach Belieben · ½ TL Ghee pro Portion

● Milch in einem Topf erhitzen. Temperatur reduzieren.

● Kakaopulver, Kurkuma und Schlafbeerenwurzelpulver mit einem Schneebesen unterrühren.

● Honig unterrühren und auflösen. Ghee in die Tassen geben und Milch darübergießen.

euphorisierend

Pesto mit Indischem Basilikum

ca. 500 g
⊘ 10 Min.

175 g frisches gewaschenes Indisches Basilikum · 175 g frische gewaschene Löwenzahnblätter · 230 ml Olivenöl · 2 gehackte Schalotten · 3 gewaschene, gehackte Frühlingszwiebeln · 40 g leicht angeröstete Pinienkerne · 1½ TL Meersalz · 70 geriebener Parmesan

● Portionsweise Basilikum und Löwenzahn mit Olivenöl im Mixer zerkleinern.

● Schalotten, Frühlingszwiebeln, Pinienkerne, Meersalz und Parmesan zugeben und zu einem glatten Püree vermixen. Bei Bedarf etwas Olivenöl zugeben.

● In ein Gefäß füllen und die oberste Schicht mit Olivenöl bedecken. Im Kühlschrank ist das Pesto bis zu 4 Tagen haltbar, eingefroren bis zu 2 Monate.

Verspannung und Co

Schmerzen sind eine Botschaft des Körpers: Etwas ist nicht in Ordnung, Veränderung erforderlich. Was wäre da effektiver als eine natürliche Herangehensweise mit adaptogenen Heilpflanzen?

Stress, der über längere Zeit anhält, verwirrt das zentrale Nervensystem. Um für den vermeintlichen Kampf oder die Überlebensflucht vorbereitet zu sein, steigt der Muskeltonus. Das belastet das Muskelgewebe und beschert uns Verspannungen, Spannungskopfschmerz bis hin zu Haltungs- und Gelenkschäden.

Die Adaptogene für Ihre Balance

Adaptogene haben vielfältige positive Effekte auf den Bewegungsapparat. Sie wirken antiarthritisch, bremsen Demineralisierung der Knochen und können die Erholung nach Verletzung oder Operation unterstützen.

Muskelverspannungen Sie haben Zugluft bekommen, eine ungewohnte Bewegung gemacht oder Sie fühlen sich seit geraumer Zeit überfordert, Fazit: Ihre Muskeln verhärten sich. Über 400 Skelettmuskeln besitzt der Mensch, im Idealfall sind sie kräftig, ausdauernd, dehnbar und elastisch. Doch wenn sie uns einmal quälen sollten, können Multitalente wie Wilder Indischer Spargel, Schlafbeerenwurzel oder Taigawurzel eine unmittelbar schmerzlindernde Wirkung haben. Vor allem in Kombination mit duftenden ätherischen Ölen, ayurvedischen und

wie davon Kopfschmerzen bekommen – immerhin haben wir die Auswahl aus 200 verschiedenen Arten. Die folgenden Rezepte mit Kleinem Fettblatt, Wildem Indischem Spargel, Amla oder dem Kraut der Unsterblichkeit wollen Ihnen vermitteln, dass es funktioniert, auch unter widrigen Umständen zu gedeihen. Die Anleitungen zu Selbstmassagen oder zu einem Dampfbad ermöglichen die Hingabe an den Moment: raus aus dem Hamsterrad und rein in die Entspannung. Lassen Sie sich verführen!

TCM-Helfern wie Kurkuma, Kardamom Ginseng oder Ingwer.

Rückenschmerzen Unsere aufgerichtete Wirbelsäule ist so wesentlich wie der Daumen – so auch die Rückenschmerzen. Ursachen gibt es viele: die Unkultur des Sitzens, die Pflicht, Lasten und Sorgen zu tragen, Durchhaltenwollen … Schlafbeere, Rosenwurz, Ginseng, Chinabeere oder Indisches Basilikum unterstützen den Bewegungsapparat dabei, in seine Ordnung, Ruhe und Schmerzfreiheit zurückzufinden.

Kopfschmerzen Dauerstress ist Atemlosigkeit, Spannung, Enge. Kein Wunder, dass

Reduktion der allostatischen Last

Allostase meint die erforderlichen Anpassungsleistungen des Organismus zur Aufrechterhaltung der Lebensfunktionen. Mit zunehmendem Alter sinken unsere Stressregulations- und Regenerationsfähigkeiten – die allostatische Last, das Ungleichgewicht im Körper, steigt. Mit adaptogenen Heilpflanzen verschaffen Sie sich eine natürliche Erleichterung. Sie sollten aber langfristig zugleich Anpassungen der Lebensweise, der Körperhaltung oder der Ernährung anstreben. Spannen Sie bewusst für ein paar Tage aus und bewegen Sie sich.

lockert
Himmlisches Körperöl

Kraftnahrung für Muskeln und Knochen
Smoothie für die Muskelregeneration

Ca. 800 ml
⊘ 4 Std.

3 EL getrockneter Wilder Indischer Spargel •
3 EL getr. Schlafbeerenwurzel • 1 EL getr.
Kalmuswurzel (*Acorus calamus*) • 1,7 l Was-
ser • Sesamöl nach Bedarf • ätherisches
Öl nach Belieben (30 Tropfen auf 100 ml
Kräuteröl)

● Die Kräuter in einen Topf geben und
gut vermischen.

● Mit 1,7 l Wasser auffüllen, zum Kochen
bringen und 1 Std. köcheln lassen. Vom
Herd nehmen und 1 Std. stehen lassen.

● Kräuter abseihen und den Sud abmessen. Mit derselben Menge Sesamöl in
einen Topf geben. Zugedeckt 2 Std. leise
köcheln lassen, bis das Wasser komplett
verdunstet ist.

● Abgekühlt in eine Braunglasflasche
abfüllen und ätherisches Öl zugeben.

2 Portionen
⊘ 10 Min.

240 ml frischer Rote-Bete-Saft • 120 ml
Hanfdrink • 1 gefrorene Banane • 5–6 ge-
frorene Erdbeeren • 1 Handvoll frischer
Babyspinat • 1 TL gemahlener Zimt • ½ TL
Schlafbeerenwurzelpulver • 1 TL Leinöl •
1 Prise Meersalz • Bienenpollen, frische
Beeren

● 1–2 frische Rote Bete gründlich
waschen oder schälen. Klein schneiden
und in den Entsafter geben.

● 240 ml Rote-Bete-Saft in einen Mixer
geben und mit den restlichen Zutaten
cremig vermixen.

● In zwei Gläser füllen und nach Belieben
mit Bienenpollen oder frischen Beeren
dekorieren.

Tipp Auch ohne Entsafter lässt sich Rote-
Bete-Saft herstellen. Dazu einfach die
Rote-Bete-Stücke im Mixer pürieren und
das Gemüsemus durch ein Wäschenetz
pressen und dieses gut ausdrücken.

bei Muskelkater

Muskelwohlbad

1 Portion

⏱ 25 Min. + 1 Std. Ziehzeit

- 2 Tropfen ätherisches Wacholderöl (*Juniperus communis*)
- 3 Tr. ätherisches Zypressenöl (*Cupressus sempervirens*)

- 3 Tr. ätherisches Zitronenöl
- 1 TL unparfümierte Pflanzenölseife
- 50 g Totes-Meer-Salz
- 1 EL Ghee mit Schlafbeere

Für Ghee mit Schlafbeere (ca. 110 ml):
- 30 g Schlafbeerenwurzelpulver
- 115 g Ghee
- 480 ml Wasser

● Öle mit Pflanzenölseife in einer Schale vermischen.

● Salz gut unterrühren.

Für Ghee mit Schlafbeere:
● Wasser in einem Topf zum Kochen bringen. Vom Herd nehmen.

● Schlafbeerenwurzelpulver unterrühren und 1 Std. ziehen lassen.

● Zum Köcheln bringen, Ghee dazugeben. Köcheln lassen, bis das Wasser verdampft ist. Mehrmals umrühren.

● Durch ein Passiertuch in ein Schraubdeckelglas geben.

● Badewasser mit einer Temperatur von 37–38 °C einlassen.

● Öl-Salz-Mischung und Ghee dazugeben und 20 Min. baden.

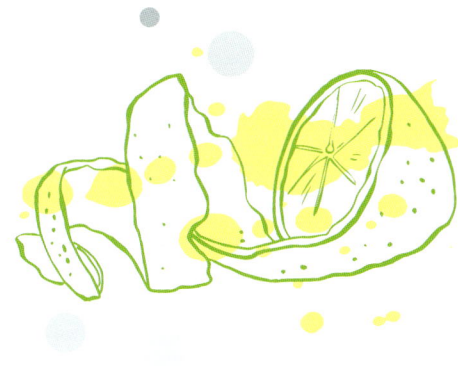

Rezepte bei Muskelverspannungen

verringert Entzündungen

Schokotörtchen mit Ginseng und Kurkuma

12 Minicups
⊘ 30 Min. + Gefrierzeit

- 280 g vegane Zartbitter-backschokolade
- 2 TL Kokosöl
- 1 EL Ginsengpulver

- 55–75 g Cashewnuss-butter
- ¼ TL gemahlene Kurkuma
- ¼ TL Ingwerpulver

- ⅛ TL gemahlener Kardamom
- ½ TL Vanilleextrakt

● Papierbackförmchen in eine 12er-Mini-muffinform stellen.

● Zartbitterbackschokolade und Kokosöl in einem Wasserbad schmelzen.

● In jedes Papierbackförmchen 1 TL geschmolzene Schoko-Kokos-Mischung geben. Muffinform in den Gefrierschrank stellen, bis die Masse fest ist.

● In einer Schüssel Cashewnussbutter, Ginsengpulver, Kurkuma, Ingwerpulver, Kardamom und Vanilleextrakt vermi-schen.

● Füllung in die Muffins geben und fest andrücken

● Schoko-Kokos-Mischung erwärmen.

● Muffins mit der geschmolzenen Schoko-Kokos-Mischung auffüllen und im Kühlschrank aufbewahren.

Tipp Ginseng und Kurkuma werden für ihre entzündungshemmenden Eigen-schaften geschätzt.

bei Prellungen und blauen Flecken
Schmerzbalsam mit Sonnenkraft

ca. 340 ml
⊘ 20 Min. + 12 Tage Ziehzeit

Für das Schmerzöl:
- 2 EL gemahlener Cayennepfeffer
- 2 EL Taigawurzelpulver
- 30 g gemahlene Weiden-
rinde (*Salix alba*)
- 30 g gemahlener Gold-
mohn (*Eschscholzia
californica*)
- 340 ml Olivenöl

Für die Schmerzsalbe:
- ca. 40 g Bienenwachs
(Menge entsprechend
dem fertigen Öl)
- 3 TL ätherisches
Immortellenöl

Für das Schmerzöl:
● Gemahlene Kräuter und Taigawurzelpulver in ein Schraubglas geben und
mit dem Olivenöl gut vermischen. Den
Abschluss bildet ½ cm Öl.

● Das Glas gut verpackt (keine direkte
Sonneneinstrahlung) die folgenden
7–10 Tage an einem sonnigen Platz stehen
lassen. Glas mehrmals schütteln.

● Öl durch einen Seiher mit Passiertuch
in eine Braunglasflasche abseihen und das
Tuch zum Schluss gut ausdrücken.

● Das Öl nochmals einige Tage still stehen
lassen und, ohne das Sediment aufzurüh-
ren, in eine zweite Flasche umfüllen.

Für die Salbe:
● Öl und Bienenwachs in einen Topf geben und vorsichtig schmelzen. Etwas abkühlen lassen. Immortellenöl in die noch
warme Mischung einrühren und alles in
eine Braunglasdose mit Deckel füllen.

Tipp Wegen der feurigen Schärfe des
Cayennepfeffers nach der Salbenan-
wendung immer die Hände waschen.
Sie können das geklärte Öl sofort als
Schmerzöl verwenden, wenn Sie es nicht
mit dem Bienenwachs verschmelzen. Für
eine Duftmischung können Sie zu 1 EL Immortellenöl 1 EL ätherisches Kamillenöl
(*Chamomilla romana*) und 1 EL ätherisches Lemongrasöl geben.

Rezepte bei Muskelverspannungen

regt die Durchblutung an
Lockernde Ginseng-Ingwer-Kompresse

ca. 340 ml
⊘ 25 Min. + 20–60 Min. Ruhezeit

450 ml Wasser • 2 EL getrocknete Ginsengstücke • 2 EL frisch geriebener Ingwer • 2 EL frisch geriebene Kurkumawurzel

● In einem Topf Wasser und Kräuter zum Kochen bringen. Bei geschlossenem Deckel 20 Min. köcheln lassen. Kräutertee abseihen.

● Kleines Handtuch in den warmen Kräutertee geben und etwas auswringen.

● Auf die betroffene Stelle legen. Mit einem weiteren Handtuch bedecken und bei Bedarf eine Wärmflasche darauflegen. Alles mit einem Handtuch bedecken.

● 20–60 Min. mit der Kompresse ruhen.

Tipp Mit 1 TL Cayennepfeffer steigern Sie die durchblutungsfördernde Wirkung zusätzlich.

Elektrolytdrink
Limettenlimonade für Sportlerinnen

ca. 600 ml
⊘ 5 Min.

480 ml Wasser • 1 EL Ahornsirup • ⅛ TL Meersalz • 20–30 Tr. Rosenwurzelixier (Seite 76) • 60 ml Limettensaft • 60 ml Zitronensaft

● Wasser, Ahornsirup und Meersalz in einen Krug geben und gut verrühren.

● Rosenwurzelixier, Limettensaft und Zitronensaft unterrühren.

● Sofort genießen oder im Kühlschrank aufbewahren. Ideal nach einem muskelzehrenden Work-out.

Tipp Geben Sie den Saft einer frisch ausgepressten Grapefruit für noch mehr Kalium gegen Muskelschmerzen hinzu. Mit Eiswürfeln aus Kokoswasser werten Sie die Limonade zusätzlich auf. Als ultimative Steigerung der hydratisierenden Eigenschaften des Drinks geben Sie pro Portion 1 TL Chiasamen in das Wasser, lassen das Ganze 10 Min. ziehen und geben erst dann die übrigen Zutaten dazu.

für strapazierte Muskeln und Bänder
Entspannendes Kräuterbad mit Buttermilch

3–6 Vollbäder
⊘ 10 Min.

4 EL getrocknetes Indisches Basilikum •
4 EL getr. Kamillenblüten • 4 EL getr. Lavendelblüten • 250 g getr. Rosenblüten • 800 g
Bittersalz • 260 g Buttermilchpulver

● Die Kräuter in einer Kaffee- oder
Gewürzmühle zu einem feinen Pulver
vermahlen.

● In einer Schüssel Kräuterpulver, Bittersalz und Buttermilchpulver gut vermischen.

● In ein großes Schraubdeckelglas füllen
und pro 30-minütigem Bad 130–260 g
Mischung rechnen.

Tipp Für eine schmerzlindernde Kompresse vermischen Sie etwa 1 Tasse
Badezusatz mit heißem Wasser zu einer
dicken Paste, die Sie auf ein Handtuch
streichen. Legen Sie das Handtuch auf die
schmerzende Stelle, bis es sich abgekühlt
hat.

nächtliche Rückenschmerzen adieu
Safran-Schlafbeeren-Nachttrunk

2 Portionen (600 ml)
⊘ 10 Min. + 6–8 Std. Einweichzeit

Für die Mandelmilch:
110 g Mandeln • 950 ml Wasser • 1 Prise
Meersalz
Für den Nachttrunk:
480 ml Mandelmilch • 4 entsteinte Datteln •
1 EL Ghee • 1 EL Honig • ½ TL gemahlener
Kardamom • ¼ TL Safran • ¼ TL Schlafbeerenwurzelpulver

Für die Mandelmilch:
● Mandeln in eine Schüssel geben und
über Nacht oder 6–8 Std. in Wasser
einweichen. Mandeln abgießen und die
Häutchen entfernen. Mandeln in einen
Mixer geben und mit Wasser und Meersalz gut vermixen. Durch ein Passiertuch
in einen verschließbaren Krug filtern.
Die Milch ist im Kühlschrank 3–5 Tage
haltbar.

Für den Nachttrunk:
● 480 ml Mandelmilch erwärmen und
mit Datteln, Ghee, Honig, Kardamom, Safran und Schlafbeerenwurzelpulver vermixen. Vor dem Schlafengehen trinken.

Wärme, die lockert

Thermosalbe für den Rücken

2 Portionen

⏲ 20 Min.

75 g Kokosöl • 1½ TL Bienenwachschips • ½ EL Sheabutter • ¼ TL ätherisches Euka-lyptusöl • ¼ TL ätherisches Pfefferminzöl • 1 TL Rosenwurztinktur

● In einem Wasserbad Kokosöl, Bienen-wachschips und Sheabutter in 5–7 Min. vorsichtig schmelzen, dabei umrühren.

● Hitze reduzieren, einmal umrühren und abkühlen lassen, bis sich die Mi-schung etwas verfestigt und durchschei-nend wird.

● Eukalyptusöl, Pfefferminzöl und Rosen-wurztinktur gut unterrühren.

● In eine Braunglasdose mit Schraub-deckel füllen und an einem kühlen Ort aufbewahren

● Etwa 1 EL Thermosalbe sanft in die schmerzende Stelle einmassieren. Nach Bedarf wiederholen.

bei anhaltendem Schmerz

Schmerztinktur aus Indischem Basilikum

ca. 750 ml

⏲ 10 Min. + 2 Wochen Ziehzeit

300 g frisches Indisches Basilikum • 460 ml Wodka • 150 ml Wasser

● Wodka und Wasser mischen. Basilikum in einen Mixer geben und die Wod-ka-Wasser-Mischung dazugießen und vermixen. Eventuell in mehreren Portio-nen arbeiten.

● Kräuterbrei in ein verschließbares Ge-fäß an einem dunklen Ort zwei Wochen bei Zimmertemperatur ziehen lassen und dabei täglich umschütteln.

● Masse in ein Passiertuch gießen und mit der Hand fest ausdrücken.

● Die Flüssigkeit in ein Glas umfüllen und über Nacht stehen lassen. Am nächs-ten Morgen die klare Flüssigkeit durch ei-nen Filter in eine Braunglasflasche füllen.

● Über 3 Wochen bis zu dreimal täglich ½ TL Tinktur einnehmen.

bei Ischias und neuropathischen Schmerzen

Notfallbalsam für sofortige Linderung

ca. 270 ml
⊘ 1 ½ Std.

240 ml Johanniskrautöl • 3 EL Cayennepfeffer • 1 EL Ginsengpulver • 30 g Bienenwachschips

● Johanniskrautöl, Cayennepfeffer und Ginsengpulver in einem Wasserbad erwärmen.

● Herd ausschalten und Mischung 15 Min. abkühlen. Diesen Vorgang des Erwärmens und Abkühlens etwa 1 Std. lang wiederholen.

● Das Öl durch ein Passiertuch filtern und wieder in das Wasserbad geben. Erwärmen und Bienenwachschips darin schmelzen.

● Balsam auf mehrere Braunglastiegel à 60 ml verteilen.

Flüssigkeit für glückliche Bandscheiben

Kaltgebrauter Tee mit Indischem Basilikum

ca. 900 ml
⊘ 5 Min. + 4 Std. Ziehzeit

2½ EL getrocknetes Indisches Basilikum • 2 TL getr. Chinabeeren • 2 TL getr. Eibischblätter • 1 l Wasser

● Alle Kräuter in ein verschließbares Gefäß geben.

● Mit Wasser auffüllen und verschließen. Gut schütteln und mindestens 4 Std. oder über Nacht im Kühlschrank ziehen lassen.

● Kräuter abseihen und den Tee innerhalb der nächsten 36 Std. trinken.

Tipp Anstelle des getrockneten Basilikums können Sie auch frisches verwenden oder 1 EL Zitronenmelisse oder Pfefferminze dazugeben. Sie können zusätzlich zu den Chinabeeren noch1 TL getrocknete Hibiskusblüten mitziehen lassen.

Rezepte bei Rückenschmerzen

Rezepte bei Kopfschmerzen

gegen Spannungskopfschmerzen
Kopfmassageöl mit Kleinem Fettblatt

ca. 150 ml
⊘ 2 Std. + 10 Min. Massage

- 2 TL Kleines-Fettblatt-Pulver
- 1 TL Amlapulver
- 100 ml Sesamöl

- 30 ml Olivenöl
- 20 ml Rizinusöl
- 5 Tr. ätherisches Rosmarinöl

- 5 Tr. ätherisches Pfefferminzöl

● Im Wasserbad Fettblatt-Pulver, Amlapulver und Sesamöl verrühren und 2 Std. leise köcheln lassen.

● In eine Braunglasflasche geben. Die restlichen Öle dazugeben und gut verschütteln. Dunkel und kühl aufbewahren.

Tipp Für eine entspannende Kopfmassage, die Sie selbst durchführen können, erwärmen Sie das Kopfmassageöl im Wasserbad auf eine Ihnen angenehme Temperatur. Setzen Sie sich aufrecht hin und kämmen Sie mit den Fingern eine kleine Menge Öl durch Ihre Haare. Geben Sie etwa 1 EL Öl auf den Scheitel und massieren Sie es mit sanften, kreisenden Bewegungen ein. Massieren Sie hinab zu den Schläfen. Beugen Sie den Kopf nun nach vorn, sodass das Kinn den Brustkorb berührt, und massieren Sie den Hinterkopf und den Haaransatz am Nacken. Massieren Sie Nacken und Schultern. Mit sanftem Druck massieren Sie in kleinen Kreisen mit den Fingerspitzen über den ganzen Kopf. Unter einem Handtuch lassen Sie das Öl ca. 20 Min. einwirken. Nun können Sie die Haare mit einem Shampoo auswaschen. Oder Sie spülen das Öl nicht aus, sondern lassen es über Nacht einwirken. Dazu sollten Sie sich ein frisches trockenes Handtuch um den Kopf wickeln.

traditionell für Kopf und Nerven

Getränk für Göttinnen

ca. 400 ml
⊘ 45 Min.

480 ml Wasser · 1 EL getrocknete Weiße Pfingstrosenwurzel (*Paeonia lactiflora*) · 1 EL getrockneter Wilder Indischer Spargel · 3–5 getrocknete Rosenblüten · 1 Schuss Kokosmilch · Honig

● Wasser, Pfingstrosenwurzel und Wilden Indischen Spargel in einen Topf geben und bei großer Hitze schnell zum Kochen bringen.

● Mit einem Deckel abdecken, Hitze reduzieren und bei niedriger Temperatur 40 Min. köcheln lassen.

● Vom Herd nehmen, die Rosenblüten dazugeben und zugedeckt 5 Min. ziehen lassen.

● In einen Becher abseihen und mit Kokosmilch und Honig verfeinern.

Tipp Dieses feine Getränk ist auch besonders tröstlich bei menstruationsbedingten Kopfschmerzen.

erweitert die Gefäße

Vitamin-C-Pastillen mit Amla

ca. 45 Stück
⊘ 45 Min.

ca. 1–2 EL Honig · 1 EL Hagebuttenschalenpulver · 1 EL Amlapulver · 1 EL Acerolapulver (*Malpighia glabra*) · für den Überzug Orangenschalenpulver (*Citrus aurantium*)

● Honig leicht erwärmen

● Die Kräuterpulver in eine Schüssel vermischen, dabei etwaige Klumpen auflösen.

● Sehr wenig Honig in die Pulvermischung geben und gut verrühren. So lange wiederholen, bis eine Masse entsteht, die zusammenhält, ohne zu sehr zu kleben.

● Aus der Pulver-Honig-Mischung vorsichtig erbsengroße Pastillen formen und in Orangenschalenpulver rollen.

● In einer gut verschließbaren Dose aufbewahren. 1–3 Pastillen am Tag im Mund zergehen lassen.

Rezepte bei Kopfschmerzen

natürliches Aspirin
Anti-Kopfschmerz-Tee mit Tinktur für unterwegs

ca. 400 ml
🕐 10 Min. Ziehzeit/4–6 Wochen Ziehzeit

- 1 EL Assamtee
- 1 EL getrocknetes Passionsblumenkraut
- 1 EL getr. Kamillenblüten
- 1 EL getr. Weidenrinde
- 1½ TL getr. Pfefferminz-blätter
- 1½ TL getr. Kraut der Unsterblichkeit
- ¾ TL Mutterkraut (*Tanacetum parthenium*)
- 400 ml Wodka 40 Vol.-% für die Tinktur

Für den Tee:

● Alle Kräuter in ein Braunglas mit Schraubdeckel geben und gut vermischen.

● Pro Portion 240–350 ml Wasser zum Kochen bringen und 1 TL Kräutermi-schung dazugeben.

● 10–15 Min. ziehen lassen. 1–2 Tassen beim ersten Auftreten von Schmerzen trinken und danach weiter nach Bedarf. Dieser Tee schmeckt warm und kalt.

Für die Tinktur:

● Sämtliche Kräuter in ein 500-ml-Braun-glas mit Schraubdeckel geben und gut vermischen.

● Mit 400 ml Wodka auffüllen, dabei soll klare Flüssigkeit über den Kräutern stehenbleiben. Die Kräuter 4–6 Wochen darin ziehen lassen. Täglich schütteln.

● Durch einen Seiher mit Passiertuch in eine Flasche umfüllen. Von der Tink-tur bei aufkommenden Schmerzen alle 30 Min. ½–1 TL einnehmen, bis die Symptome abklingen.

Tipp Sollten Sie eine wärmende Variante vorziehen, können Sie 1½ TL getrocknete Pfefferminzblätter durch ¾ TL Zimtrin-denstücke plus ¾ TL getrocknete Ingwer-wurzel ersetzen. Weidenrinde enthält Salicylalkohol-Derivate, die natürlichen Vorläufer der Acetylsalicylsäure, des Wirkstoffs in Aspirin.

gegen »Zucker-Kopfweh«

Studentenfutter mit Schlafbeere

ca. 75 g
⊘ 5 Min.

1 EL Kokosöl • 1 TL gemahlener Kreuzkümmel • 1 TL gemahlener Kardamom • 200 g Rosinen • 120 g Kürbiskerne • 1 EL Sesamsaat • 1 TL Schlafbeerenwurzelpulver

● In einer Pfanne bei mittlerer Temperatur das Kokosöl erhitzen.

● Kreuzkümmel und Kardamom dazugeben. 1 Min. rühren, bis die Gewürze zu duften beginnen.

● Rosinen, Kürbiskerne und Sesamsaat dazugeben. Alles gut verrühren.

● 3–5 Min. auf dem Herd lassen, bis die Körner eine goldbraune Farbe annehmen. Dabei gelegentlich umrühren.

● Vom Herd nehmen und Schlafbeerenwurzelpulver unterrühren.

● Nusssnack auf ein Backpapier verteilen und auskühlen lassen.

bei Blutleere im Kopf

Roll-on mit Kleinem Fettblatt

ca. 75 ml
⊘ 5 Min. + 1½ Std. Kochzeit

Für das Kleine-Fettblatt-Öl:
2 TL Kleines-Fettblatt-Pulver • 65 ml Mandelöl

Für das Roll-on:
65 ml fraktioniertes Kokosöl • 1 TL Jojobaöl • 12 Tropfen ätherisches Pfefferminzöl • 12 Tr. ätherisches Lavendelöl • 12 Tr. Kleines-Fettblatt-Öl

Für das Öl:
● Im Wasserbad Fettblatt-Pulver und Mandelöl verrühren und 1½ Std. leise köcheln lassen. In eine Braunglasflasche geben. Dunkel und kühl aufbewahren.

Für das Roll-on:
● Im Wasserbad Kokosöl und Jojobaöl erwärmen. Pfefferminzöl, Lavendelöl und Kleines-Fettblatt-Öl dazugeben. In Roll-on-Fläschchen füllen und bei Bedarf auf Schläfen und Stirn auftragen. Nicht an die Schleimhäute von Augen und Nase bringen.

Rezepte bei Kopfschmerzen

gegen Wetterumschwungskopfweh

Gesichtsdampfbad à la Spa

1 Anwendung
⊘ 6 Min. + 10 Min. Dampfbad

1 EL getrocknete Ingwerstücke • 2 Zimtstangen • 3 Stück getrockneter echter Sternanis • 2 TL Wacholderbeeren (*Juniperus communis*) • 2 TL Piment (*Pimenta officinalis*) • 1 TL Wilder-Indischer-Spargel-Pulver • Wasser

● Alle Zutaten in einem kleinen Topf vermischen. So viel Wasser zugeben, dass der Topf zu einem Drittel gefüllt ist.

● Bei mittlerer Hitze zum Köcheln bringen. Vom Herd nehmen.

● Das Gesicht tief über den dampfenden Topf beugen und dabei ein Handtuch wie ein Zelt über Kopf und Dampfbad ziehen.

● 5–10 Min. schwitzen. Danach das Gesicht mit kaltem Wasser erfrischen und eine Creme auftragen.

befreit bei Nebenhöhlenkopfschmerz

Inhalierstift mit Lavendel

1 Stück
⊘ 10 Min.

8 Tropfen ätherisches Pfefferminzöl • 5 T. ätherisches Lavendelöl • 4 Tr. Kleines-Fettblatt-Öl

● Die Öle auf den Baumwolldocht (ca. 4 cm) eines Naseninhalators tropfen.

● Baumwolldocht in den Stift einsetzen und mit der Hülse verschließen

● Bei Bedarf den Inhalator in jede Nasenöffnung halten und die jeweils andere Nasenöffnung zuhalten.

● 2- bis 3-mal tief einatmen.

Tipp Wer seine Kopfschmerzen auf Nackenverspannungen zurückführen kann, sollte diese Ölmischung mit 10–12 Tr. Mandel- oder Traubenkernöl anreichern und damit den Nacken einreiben.

bei wiederkehrenden Kopfschmerzen
Kräuterghee in Ayurvedatradition

Ca. 80 Anwendungen
⏱ 1 Std. + 1 Tag Ziehzeit + 5 Min. Massage

Für das Ghee:
- 1 kg frische Butter, ungesalzen

Für das Kräuterghee:
- 80 g Ghee
- 2 TL getr. Kleines Fettblatt

Für das Ghee:

● Butter in kleine Stücke zerteilen, in einen großen Topf geben und bei mittlerer Temperatur zum Sieden bringen.

● Bildet sich weißer Schaum auf der Oberfläche, die Hitze auf das Minimum reduzieren. Schaum abschöpfen und so lange wiederholen, bis sich kein neuer Schaum mehr bildet. Das kann bis zu 1 Std. dauern.

● Geschmolzene Butter durch ein Passiertuch in ein bis drei Schraubgläser mit Deckel abgießen. Unbedeckt abkühlen lassen, danach verschließen und kühl lagern.

Für das Kräuterghee:

● Ghee auf 110 Grad erhitzen. Das Kleines-Fettblatt-Kraut dazugeben und alles aufkochen.

● Kräuterghee 1 Tag lang ruhen lassen, nochmals erhitzen und dann das Kleines-Fettblatt-Kraut abseihen.

● Morgens und vor dem Schlafengehen Stirn und Schläfen mit dem Kräuterghee massieren und nach Belieben mit 2 Tr. ätherischem Öl in heißes Wasser geben und 10 Min. inhalieren.

Tipp Sie können zusätzlich etwas Kräuterghee erwärmen und 3–5 Tr. nach dem Aufstehen und abends vor dem Schlafengehen in die Nase geben. Das pure Ghee besitzt eine goldgelbe Farbe und hat ein leichtes Nussaroma. Es ist im Kühlschrank aufbewahrt mindestens 1 Jahr haltbar.

Sorge dich nicht

Bleiben Sie in stressigen Momenten cool. Mit dem richtigen Griff in die adaptogene Trickkiste finden Sie genau, was Sie jetzt brauchen. Adieu Magenschmerzen, hochroter Kopf und Bauchfett!

Ein Bewerbungsgespräch steht an, der Abgabetermin rückt näher – schon grummelt es im Bauch, die Haut juckt, Hitze wallt. Langfristiger Stress wirkt negativ und auch akut trifft er uns ganz direkt.

Die Adaptogene für Ihre Regeneration

Das Wesen der Adaptogene ist, dass sie es uns ermöglichen, mit größerer körperlicher und geistiger Ausdauer und Vitalität zu leben. Sie mildern die Belastungen durch Stressoren ab und bauen Reserven aus, indem sie unsere regenerativen Fähigkeiten steigern.

Magenbeschwerden und Gewichtszunahme sind zwei Seiten einer Medaille. Durch Dauerstress wird die Magenschleimhaut weniger durchblutet und ist anfälliger für Magensäure. Die Folge sind Magenschmerzen, Übelkeit, Völlegefühl, Sodbrennen. Gestresst befindet sich der Körper dank Kortisol in Alarmbereitschaft: je mehr Kortisol, desto mehr Gewichtszunahme, wir benötigen Energie und essen mehr. Indisches Basilikum löst Gas aus Magen und Darm und lindert Übelkeit und Erbrechen. Amla regt die Verdauung an. Taigawurzel, Indisches Basilikum und Schlafbeerenwurzel normalisieren Blutzucker und Insulinstoffwechsel und helfen beim Gewichtsmanagement.

Hautprobleme Stress fördert Kortisol und das kann uns auf Dauer richtig schlechte Haut bescheren: Trockenheit, fahle Farbe, Unreinheiten, Faltenbildung. Tonerde, Grüntee, Bittersalz oder Kokosöl sind gute Partner des Wilden Indischen Spargels oder des Indischen Basilikums. Die Haut ist unser größtes Organ, verwöhnen Sie sie mit einer adaptogenen Maske oder Körperpackung und führen Sie eine kombinierte Gesichtsmassage durch.

Ein Hoch auf die Veränderung

Geburt, Pubertät, Schwangerschaft und Stillzeit. Und nun eben die Wechseljahre, in denen der Körper immer weniger Östrogen produziert. Nehmen wir diese Phasen des Lebens doch einfach als das, was sie sind: ein Übergang. Wie für Veränderungen typisch bringen sie Durcheinander und Unannehmlichkeiten. Hier unterstützen Kleines Fettblatt, Indischer Wassernabel, Indisches Basilikum oder Weißdorn ordnend und stärkend. Fazit: Mithilfe adaptogener Heilpflanzen können wir uns selbst regulieren.

Vorschnelle Alterung Wir befinden uns in einem oxidativen Gleichgewicht, wenn die körpereigene Produktion von freien Radikalen (ROS) und unsere Schutzkapazitäten ausgewogen sind. Übersteigt die Konzentration der Radikale – etwa wegen Dauerstress – die Fähigkeit des Organismus, sie abzubauen, gerät das Gleichgewicht aus den Fugen, was zu vorzeitiger Alterung führt. Wir können Indisches Basilikum und Taigawurzel und ihre antientzündlichen Eigenschaften einsetzen. Auch Schlafbeerenwurzel, Amla oder Ginseng schützen vor diesem oxidativen Stress.

ein unentbehrlicher Verdauungshelfer
Belebender Feuer-Digestif mit Weißdorn

ca. 1 l
⊘ 5 Min. + und 4–6 Wochen Ziehzeit

- ½ frische Kurkumawurzel, grob gehackt
- 100 g frischer Ingwer, fein gehackt
- 1 frische Knoblauchzehe, fein gehackt
- 2 EL frischer Rosmarin, grob gehackt
- 1 Handvoll getrocknete Tomaten, grob gehackt
- 2 EL Koriandersaat, gemörsert
- 25 g getrocknete Weißdornbeeren
- 2 EL frische Orangenschale, gerieben
- 50 g frisches Indisches Basilikum, grob gehackt
- 1 getrocknete rote Chilischote
- 750 ml Apfelessig
- Honig nach Belieben

● Die Zutaten der Reihe nach in ein 1-Liter-Glas mit Deckel schichten.

● Mit Apfelessig aufgießen, bis das Gefäß aufgefüllt ist.

● Glas verschließen (ein Stück Backpapier in den Deckel legen, sollte er aus Metall sein) und 4–6 Wochen an einem dunklen, kühlen Ort stehen lassen.

● Den Feuer-Digestif abseihen und Honig nach Bedarf einrühren, bis dieser sich aufgelöst hat.

Tipp 1 EL Feuer-Digestif pur nach dem Essen einnehmen oder in Gemüsesaft geben, über Reisgerichte oder Salate mit Olivenöl. Sie können die übrigen Kräuter erneut mit Apfelessig übergießen und mit getrocknetem Rosmarin würzen und so einen etwas milderen Digestif ansetzen. Sie können sie aber auch pürieren und mit kleingehacktem Gemüse (Möhren, Brokkoli, Kohl) mischen und als scharfe Füllung für Frühlingsrollen verwenden.

besänftigt nervöse Mägen

Kandierte Ingwerbonbons mit Amla

ca. 200 g

⏱ 40 Min. + 18–24 Std. Trockenzeit

- 2 kg frischer Bioingwer
- 2 EL Amlapulver
- Wasser
- 200 g Zucker
- Puderzucker, Amlapulver für den Überzug

● Ingwer schälen und in 2½ cm dicke Scheiben schneiden.

● Ingwerscheiben und Amlapulver in einen kleinen Topf geben und mit Wasser bedecken.

● Zum Kochen bringen, Hitze auf mittlere Temperatur reduzieren und 30 Min. köcheln lassen.

● Ingwer abseihen.

● Ca. 80 ml Ingwersud zusammen mit den Ingwerscheiben zurück in den Topf geben. 200 g Zucker dazugeben.

● Bei mittlerer Temperatur zum Kochen bringen, bis ein Küchenthermometer 105 Grad anzeigt.

● Vom Herd nehmen und die Mischung durch ein feines Sieb gießen. Den Sirup für die Verwendung als Spritz mit Mineralwasser aufbewahren.

● Die Ingwerstücke auf einem Kuchengitter in einer Lage 18–24 Std. trocknen lassen.

● Puderzucker und Amlapulver vermischen und die noch etwas klebrigen Ingwerstücke darin wälzen.

● Bonbons in einer Dose trocken aufbewahren.

● Bei Bedarf 2–3 Stückchen nehmen.

Rezepte bei Magenbeschwerden

Rezepte bei Magenbeschwerden

nimmt den Magendruck

Sanfter Tee mit Indischem Basilikum

ca. 800 ml

⏱ 5 Min. + 5–7 Min. Ziehzeit

2 EL getrocknete Lindenblüten (*Tilia cordata*) • 1 EL getr. Zitronenverbene (*Verbena triphylla*) • 1 EL getr. Kamillenblüten • 1½ TL getr. Indisches Basilikum • 1½ TL getr. Rosenblüten

● Alle Kräuter in einem luftdichten Gefäß vermischen und an einem kühlen, trockenen Ort aufbewahren.

● Für 1 Portion Tee 1 gehäuften TL Kräutermischung in köchelndem Wasser 5–7 Min. ziehen lassen. Abseihen und genießen.

bei Magen-Darm-Problemen

Thermostee mit Ginseng und Ingwer

ca. 480 ml

⏱ 10 Min. + 30–60 Min. Ziehzeit

2½ cm frischer, ungeschälter Ingwer in feinen Scheiben • 1 EL getr. Ginsengwurzel • Saft von ½ Zitrone • 3 Zweige frischer Thymian • 2 Zimtstangen • getrocknete Gewürznelken • 1 getrockneter echter Sternanis • 470 ml kochendes Wasser • 1 EL Honig zum Süßen

● Bis auf den Honig alle Zutaten in eine Thermoskanne geben.

● Mit kochendem Wasser übergießen und Kanne verschließen.

● 30–60 Min. ziehen lassen und dann nach Belieben mit Honig süßen.

● Über den Tag verteilt trinken.

nimmt den Appetit und entgiftet
Schlankheits- und Detoxtee

ca. 170 g
⊘ 5 Min. + 5 Min. Ziehzeit

60 g getrocknete Brennnesselblätter • 60 g getr. Taigawurzel • 30 g getr. Sennesblätter (*Cassia angustifolia*) • 30 g getr. Löwenzahnkraut • 30 g getr. Eibischwurzel • 30 g getr. Indisches Basilikum • 15 g Zimtrindenstücke • 15 g getr. Orangenschale • 15 g getr. Ingwerstücke • 1½ TL Fenchelsaat

● Die Zutaten in einer Schüssel gut vermischen und in ein Gefäß mit Deckel geben.

● 1 l Wasser zum Kochen bringen.

● 4 EL Teemischung dazugeben und 5 Min. ziehen lassen, abseihen.

● Pro Tag 3–4 Tassen Tee trinken. Nach 7 Tagen Einnahme 3 Tage pausieren, danach in diesem Rhythmus fortfahren, bis die gewünschte Reduktion erreicht ist.

● Die Teemischung ist etwa 6 Monate haltbar. An einem kühlen, dunklen Ort aufbewahren.

Zwischenmahlzeit
Stärkende Diätbrühe

ca. 1¼ l
⊘ 1½ Std.

1½ l Wasser • 1 EL getrocknete Tragantwurzel • 1 EL getr. Schlafbeerenwurzel • 1 EL getr. Taigawurzel • 1 EL getr. Reishi-Pilz • 1 EL getr. Shiitake-Pilz (*Tricholomopsis edodes*) • 120 g zerkleinerte Möhren • ½ TL Meersalz • ½ TL schwarzer Pfeffer • 1 TL getr. Rosmarin • 1 TL getr. Oregano • 1 TL getr. Thymian • 1 TL getr. Kurkuma • Meersalz, Pfeffer

● Tragantwurzel, Schlafbeerenwurzel, Taigawurzel, Reishi, Shiitake, Möhren, Meersalz und schwarzen Pfeffer mit dem Wasser in einen großen Topf geben.

● Zum Kochen bringen, Hitze reduzieren und abgedeckt 1 Std. köcheln lassen.

● Rosmarin, Oregano, Thymian und Kurkuma dazugeben und weitere 30 Min. simmern lassen. Mit Meersalz und Pfeffer abschmecken. Abseihen.

● Innerhalb von 3 Tagen verbrauchen.

Rezepte bei Gewichtszunahme

Durchblutung und Fettabbau

Klärendes Trocken-peeling mit Amla

1 Anwendung
⊘ 5 Min. + 10 Min. Peeling

35 g Hafer- oder Mandelmehl • 70 g Amla-pulver

● Hafer- oder Mandelmehl und Amlapul-ver in einer kleinen Schüssel vermischen.

● Während der morgendlichen Dusche portionsweise das Peelingpulver auftra-gen.

● Dabei von oben nach unten massieren, in kreisenden Bewegungen: Hals, Nacken, Schulterbereich und Schultergelenke, Ellenbogen, Handgelenke, Fingergelenke, beide Arme, Hüftpartie, Knie, Fußgelenke und Zehen. Achtung: Brust und Herzbe-reich aussparen.

● In geraden Strichen: Oberarme, Un-terarme, Handrücken, Dekolleté, Bauch, Ober- und Unterschenkel.

regt die Entschlackung an

Fußmassage mit Schlafbeerenwurzelöl

ca. 500 ml
⊘ 4 Std.

2 l Wasser • 85 g getrocknete Schlafbeeren-wurzel • 500 ml Sesamöl

● Wasser und Schlafbeerenwurzel in einen Topf geben. Auf mittlerer Tempe-ratur erwärmen. In 2–3 Std. auf etwa 500 ml Flüssigkeit eindicken, regelmäßig umrühren.

● Die Flüssigkeit durch einen Seiher filtern, dann noch mehrmals durch ein Passiertuch, bis ein dickflüssiges Dekokt übrigbleibt. Dekokt in einen Topf gießen und Sesamöl zugeben. 1 Std. simmern lassen. Abgekühlt in Schraubdeckelglas abfiltern.

● Für eine Fußmassage massieren Sie Sprunggelenk, die kleinen Gelenke der Zehen und jeden Zehenzwischenraum. Massieren Sie speziell die Reflexzonen-punkte von Schilddrüse, Magen, Nieren, Darm und Blase auf Fersenballen, Fußbal-len und -gewölbe.

antioxidativ/antientzündlich

Vitalisierendes Anti-Aging-Tonikum

ca. 1 l
◷ 2 Wochen Ziehzeit

85 g getrocknete Tragantwurzel • 55 g getr. Ginsengwurzel • 25 g getr. Kurkumawurzel • 25 g Mariendistelsamen (*Silybum marianum*) • 15 g getr. Klettenwurzel • 15 g getr. Ingwerwurzel • 1 l Wodka (40 Vol.-%)

● Kräuter in ein Schraubdeckelglas geben.

● Mit Wodka auffüllen, sodass klare Flüssigkeit über den Kräutern stehenbleibt.

● Glas mit Deckel verschließen. 2 Wochen an einem kühlen, dunklen Ort aufbewahren, dabei das Glas jeden Tag einmal schütteln.

● Den Inhalt durch ein Teesieb mit Passiertuch in ein sauberes Gefäß gießen.

● Flüssigkeit durch einen Papierfilter in ein Braunglas umfüllen.

● Zweimal täglich 1 TL einnehmen.

genialer Anti-Aging-Wirkstoff

Exotischer Löffel-Honig

ca. 720 ml
◷ 10 Min. + 8 Std. Ziehzeit

¼ TL gemahlener Cayennepfeffer • 1 TL Camu-camu-Pulver (*Myrciaria dubia*) • 2 TL Hibiskusblütenpulver • 2 TL Acerolapulver • 2 TL Taigawurzelpulver • 2 TL Hagebuttenschalenpulver • 1 l Blütenhonig

● Trockene Zutaten in einer kleinen Schüssel gut vermischen.

● Die Mischung gut unter den Honig rühren, bis dieser eine rosarote Farbe annimmt.

● Über Nacht an einem dunklen Ort stehen lassen und am nächsten Morgen umrühren und mit Acerolapulver abschmecken.

● Dunkel aufbewahren und ein- bis dreimal täglich 1 TL davon einnehmen.

Variante Sie können den Cayennepfeffer durch die gleiche Menge Ingwerpulver ersetzen.

Rezepte bei vorschneller Alterung

für jugendliche Vitalität

Schneller Muntermacher

ca. 200 ml
⊘ 5 Min.

Wasser • ½ TL getrocknetes Kraut der Unsterblichkeit • 1 TL Matcha-Tee • ½ TL gemahlene Kurkuma • ½ TL Schlafbeerenwurzelpulver • ½ TL Amlapulver • ½ TL Wilder-Indischer-Spargel-Pulver • ½ gemahlener Zimt • 2 TL Ghee • Stevia nach Belieben

● Wasser zum Kochen bringen und Kraut der Unsterblichkeit 3 Min. darin ziehen lassen.

● Auf 80 Grad erwärmen und Matcha-Tee mit dem Teebesen aufschlagen.

● Kurkuma, Schlafbeerenwurzelpulver, Amlapulver, Wilder-Indischer-Spargel-Pulver und Zimt gut einrühren.

● Zum Schluss Ghee dazugeben und schmelzen lassen.

● Eventuell mit Stevia süßen.

antioxidativer Genuss

Nusskugeln mit Indischem Basilikum

10–14 Stück
⊘ 10 Std. + 1 Std. Kühlzeit

60 g Cashewkerne • 60 g Pekannusskerne • 180 g entsteinte Datteln • 80 g Sonnenblumenkerne • 1 TL gemahlener Zimt • 1 EL Indisches-Basilikum-Pulver • 1 Prise Meersalz

● Cashewkerne, Pekannusskerne und Datteln in einen Mixer geben und zu einer Paste vermixen.

● Restliche Zutaten dazugeben und kurz vermixen.

● Mit der Hand aus der Masse Kugeln formen.

● Vor dem Servieren im Kühlschrank 1 Std. kühlen.

gibt jugendlichen Schwung
Grüner Smoothie

1 Portion
⊘ 5 Min.

1 Apfel, geviertelt und entkernt • 240 ml
Wasser • 12 g Alfalfa-Sprossen • 2 Stangen
Sellerie • 4 Grünkohlblätter • 1 Handvoll
frisches Kraut der Unsterblichkeit • 1 Zweig
Minze • 1 TL Honig

● Zutaten in einem Mixer vermixen. In
ein Glas geben und sofort genießen.

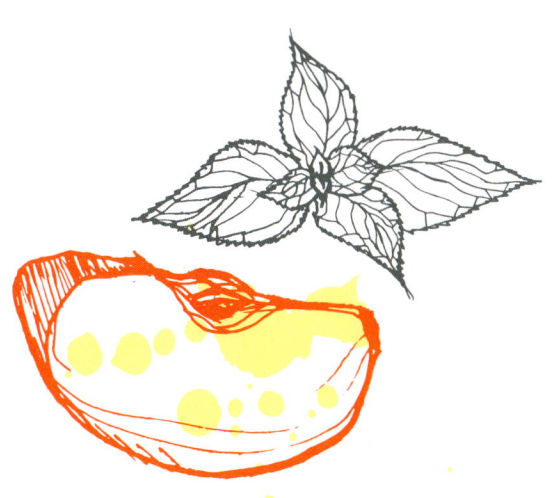

Schutz vor freien Radikalen
Bowle mit Kraut der Unsterblichkeit

12 Portionen
⊘ 5 Min. + 2 Std. Ziehzeit

120 g frisches Kraut der Unsterblichkeit • 1½ l trockener Weißwein • ¾ l
Prosecco

● Kraut der Unsterblichkeit unter flie-
ßend kaltem Wasser abspülen, gut schütteln und vorsichtig mit Küchenpapier
trocken tupfen.

● Das Grün mit den Händen zerknüllen,
in ein Glasgefäß geben und mit Weißwein
auffüllen.

● 1–2 Std. im Kühlschrank kühlen.

● In ein Bowlengefäß abseihen und mit
gekühltem Prosecco auffüllen.

Rezepte bei vorschneller Alterung

Rezepte bei vorschneller Alterung

immunstärkend

Powersuppe mit geröstetem Blumenkohl

4–6 Portionen
⏱ 15 Min. + 30 Min. Backzeit

- 600–700 g Blumenkohl, zerkleinert
- ½ Sellerieknolle, geschält und in Würfeln
- 1½ EL Avocadoöl
- 1 TL Meersalz
- 1½ TL Ghee
- 1 kleine Zwiebel, gehackt
- 1 EL frische Kurkuma- wurzel, kleingeschnitten
- 1 EL frischer Ingwer, gerieben
- ½ TL schwarzer Pfeffer
- 240 ml Kokosmilch
- 1 l Gemüsebrühe
- 1 TL Wilder-Indischer- Spargel-Pulver
- ½ TL Schlafbeeren- wurzelpulver
- Saft einer ½ Zitrone
- zum Garnieren Radies- chen, Kresse, Sonnen- blumenkerne und Schwarzkümmel

● Backofen auf 200 °C Ober-/Unterhitze vorheizen.

● Blumenkohl und Selleriewürfel mit Öl und ½ TL Meersalz vermischen und auf einem Backblech ausbreiten.

● 30 Min. backen.

● Ghee erhitzen und darin Zwiebel, Kur- kumawurzel, Ingwer mit ½ TL Meersalz und Pfeffer weich braten.

● Geröstetes Gemüse, Kokosmilch und Gemüsebrühe zugeben und 10 Min. kö- cheln lassen.

● Wilder-Indischer-Spargel-Pulver, Schlafbeerenwurzelpulver und Zitronen- saft zugeben und alles gut unterrühren.

● Suppe mit dem Pürierstab pürieren und abschmecken.

● Vor dem Servieren dekorieren.

harmonisiert den Blutdruck

Sirup mit Chinabeeren

ca. 800 ml
⊘ 50 Min.

720 ml Wasser • 150 g getrocknete Chinabeeren • 1–2 Zimtstangen • ca. 240 ml
Honig • 50 ml Weinbrand

● Wasser, Chinabeeren und Zimtstangen
in einen Topf geben. Zum Kochen bringen,
die Hitze reduzieren und 30 Min. köcheln
lassen. Vom Herd nehmen, die Chinabeeren in der Flüssigkeit zerdrücken.

● Die Flüssigkeit durch einen Seiher mit
Passiertuch in einen zweiten Topf abseihen und die Menge abmessen.

● Die gleiche Menge Honig dazugeben
und vorsichtig erwärmen, bis sich Honig
und Flüssigkeit verbunden haben. Nicht
kochen!

● Weinbrand einrühren und den Sirup in
eine sterilisierte Glasflasche umfüllen.

● Nach Bedarf 1–3 TL pro Tag pur einnehmen oder in einem Glas Mineralwasser.
Der Sirup ist 6 Monate haltbar.

erhält vital

Süßes Lebenselixier mit Amla

6 Portionen
⊘ 20 Min.

500 g frische Amlabeeren • 6 Kardamomkapseln • 1½ EL Pfefferkörner • 1 EL Zimt-
stücke • 1 EL Kreuzkümmelsamen • 2 EL
Fenchelsaat • 1 Msp. Safranfäden • 6 EL
Ghee • 200 g Jaggery • 360 ml Honig

● Amlabeeren waschen, trocknen und im
Schnellkochtopf 5–8 Min. kochen. Abkühlen lassen. Kerne entfernen und Beeren
vermusen.

● Gewürze in einer Kaffeemühle zu feinem Pulver vermahlen.

● In einer beschichteten Pfanne Ghee
schmelzen und die Beeren hineinrühren.
Jaggery und Honig einrühren und alles
5 Min. kochen.

● Gewürzmischung unterrühren und bei
niedriger Temperatur so lange kochen, bis
Mus entsteht.

● In sterilisierten Gläsern 5–6 Monate
haltbar. 1–2 TL täglich einnehmen.

beruhigt Irritationen
Extrafeine Gesichts-maske mit Mineralerde

ca. 200 g
⏱ 5 Min. + 10 Min. Anwendung

100 g getrocknete Rosenblüten • 65 g grüne Tonerde, fein vermahlen • 30 g Hagebutten-schalenpulver • ½ TL Wilder-Indischer-Spar-gel-Pulver • Honig

● Rosenblüten in einer Kaffeemühle zu feinem Pulver vermahlen.

● In ein Glasgefäß mit Deckel geben und mit Tonerde, Hagebuttenschalenpulver und Wilder-Indischer-Spargel-Pulver gut vermischen.

● Für eine Maske 1 EL Pulver in die Hand geben und mit Honig zu einer dicken Paste vermischen.

● Auf die warme, leicht angefeuchtete Haut auftragen und 5–10 Min. trocknen lassen. Mit warmem Wasser und einem Waschlappen abnehmen und eine leichte Feuchtigkeitscreme auftragen.

● Maske ein- bis dreimal pro Woche anwenden.

stimuliert die Zellerneuerung
Wund- und Heilbalsam

ca. 800 ml
⏱ 4 Std. 20 Min. + 6–8 Std. Ziehzeit

170 ml Kokosöl • 55 ml Olivenöl • 110 g getrocknete Pappelknospen (*Populus tremula*) • 2 EL Wilder-Indischer-Spargel-Pulver • 1 EL Bienenwachschips

● Beide Öle in einem Topf vorsichtig er-wärmen, bis sich das Kokosöl vollständig verflüssigt hat.

● Pappelknospen und Wilder-Indischer-Spargel-Pulver gut unterrühren.

● Die Mischung in ein gut verschließba-res Gefäß geben und an einem warmen, sonnigen Ort 6–8 Std. stehen lassen.

● Durch einen Seiher mit Passiertuch in einen Topf gießen und die Bienenwach-schips dazugeben.

● Vorsichtig erwärmen, bis sich das Bienenwachs aufgelöst hat.

● In Gläser mit Schraubdeckel gießen und völlig abgekühlt verschließen.

löst abgestorbene Hautzellen

Körperpackung mit Papaya

1 Anwendung
⊘ 10 Min.

600 g geriebene Papayafrucht • 440 ml Naturjoghurt • 260 g Reiskleie • 65 ml weiches Kokosöl • 110 ml Ölauszug (Seite 32) Indisches Basilikum • 10 Tr. ätherisches Lavendelöl • 200 g Bittersalz • 1 altes Bettlaken

● Alle Zutaten, ohne das Bittersalz, in einer Schüssel vermischen, ca. 1 Tasse für das Gesicht entnehmen. Salz dazugeben.

● Eine warme Dusche nehmen. Das Bettlaken in einem beheizten Raum auslegen.

● In der Mitte des Tuchs Platz nehmen und die Salzmischung auf den noch feuchten Körper, beginnend mit den Füßen, auftragen. Gesichtsmaske auftragen und das Laken um sich wickeln. Darin 20–40 Min. entspannen.

● Unter einer warmen Dusche abwaschen und eincremen.

mehr Elastizität, weniger Falten

Body-Butter mit Grüntee

ca. 50 ml
⊘ 1 Std. + 1 Std. Kühlzeit

230 ml Kokosöl • 4 EL Senchablätter • 4 EL Indisches-Basilikum-Pulver • 10 ätherisches Jasminöl

● In einem Wasserbad Kokosöl, Senchablätter und Indisches-Basilikum-Pulver schmelzen und 1 Std. bei mittlerer Temperatur köcheln lassen. Nicht überhitzen.

● Abkühlen lassen und ätherisches Öl zugeben.

● Ölmischung durch einen Seiher mit Passiertuch in ein Gefäß mit großer Öffnung umfüllen.

● Im Kühlschrank fast ganz fest werden lassen.

● Mit dem Handmixer 3–5 Min. cremig aufschlagen.

Rezepte bei Hautproblemen

kühlend

Hibiskus-Heidelbeer-Gelee mit Ginseng

ca. 1 l

⏱ 12 Min. + 3 Std. Kühlzeit

720 ml Wasser • 2 EL Vollrohrzucker • 3 EL Hibiskusblütenpulver • 2 TL Ginsengwurzelpulver • 240 ml Heidelbeersaft • 2 EL pflanzliche Pulvergelatine • 2 EL frische Rosenblüten nach Belieben

● Wasser zum Kochen bringen. Vollrohrzucker, Hibiskusblütenpulver und Ginsengwurzelpulver unterrühren. 10 Min. ziehen lassen und abseihen.

● Heidelbeersaft in eine zweite Schüssel gießen und die Gelatine unterrühren. 1 Min. ruhen lassen.

● Warmen Hibiskustee in die Gelatine rühren, bis diese völlig aufgelöst ist.

● In eine Auflaufform (ca. 30 × 23 × 5,5 cm) füllen und über Nacht, mindestens 3 Std. im Kühlschrank fest werden lassen.

● Zum Servieren in Quadrate schneiden und mit Rosenblüten dekorieren.

gegen Hitzewallung

Haferplätzchen mit Chinabeeren

ca. 15 Stück

⏱ 20 Min. + 10 Min. Backzeit

60 ml Buttermilch • 60 ml Honig • 200 g Haferflocken • 130 g Mehl • ½ TL Backpulver • ¼ TL Meersalz • 1 TL vermahlene getrocknete Salbeiblätter • 1 TL Chinabeerenpulver • 120 g kalte Butterstücke

● Backofen auf 175 °C Ober-/Unterhitze vorheizen. Zwei Backbleche mit Backpapier auslegen.

● Buttermilch und Honig vermischen, beiseitestellen.

● Trockene Zutaten vermischen.

● Mit den Fingern die Butter wie für Streusel einarbeiten. Buttermilch-Honig-Mischung rasch unterrühren.

● 2 Teigrollen formen. Auf einer bemehlten Fläche ausrollen und mit einem Ausstecher runde Plätzchen ausstechen.

● In 10–15 Min. goldbraun backen.

bündeln Konzentration und Schönheit

Süße Bällchen für Hirn und Hormone

ca. 24 Stück
⊘ 10 Min.

10 entsteinte getrocknete Medjoul-Datteln • 10 blanchierte Mandeln • 1 TL gemahlener Zimt • 1 TL Fenchelsaat • ½ TL gemahlener Ingwer • 3–4 EL Kokosöl • ½ TL Vanilleextrakt • 1 TL Kleines-Fettblatt-Pulver • 1 TL Wilder-Indischer-Spargel-Pulver • 200 g Kokosraspel zum Rollen

● Die Zutaten in einen Mixer geben und einige Min. vermixen.

● Masse mit einem Teelöffel entnehmen und daraus kleine Kugeln formen.

● Kugeln in Kokosraspeln wälzen.

● Fertige Kugeln im Kühlschrank aufbewahren.

● 1–2 Bällchen pro Tag genießen.

Variante Sie können die Mandeln durch 10 g Sonnenblumenkerne, Kürbiskerne oder Leinsamen ersetzen.

emotionale Resilienz

Stärkungsmittel Happyday

1 Portion
⊘ 10 Min.

440 ml heißes Wasser • 1½ TL Kokosbutter • ¾ TL Kollagenpulver • 1 Vanilleschote, Mark ausgekratzt • 1½ TL Matchapulver • ½ TL Tragantpulver • ½ TL Schlafbeerenwurzelpulver • ½ T Macawurzelpulver • ¼ TL gemahlener Zimt

● Wasser zum Kochen bringen und auf ca. 75 °C abkühlen lassen.

● In einen Standmixer gießen und die restlichen Zutaten dazugeben.

● 1–2 Min. auf höchster Geschwindigkeit vermixen und genießen.

Tipp Kollagenpulver zaubert nicht nur tollen Schaum, sondern ist gut für die Gesundheit von Darm, Haut, Nägeln und Haaren. Das L-Theanin in Matcha verringert Angstzustände und hebt die Stimmung. Maca ist besonders reich an Antioxidantien.

Rezepte bei Wechseljahrsbeschwerden

für den Bewegungsapparat
Flexi-Formel mit Taigawurzel

1 Portion
⏱ 5 Min.

1 TL Schiefer-Schillerporling-Pulver (*Chaga*) • ½ TL Schlafbeerenwurzelpulver • ½ TL Taigawurzelpulver • ¼ TL Chinesischer Raupenpilz (*Cordyceps sinensis*) • ¼ TL gemahlener Zimt

● Alle Zutaten in einem verschließbaren Gefäß mischen, kühl und trocken aufbewahren.

● Bei Bedarf Pulvermischung mit 6 TL Erbsenproteinpulver in 350 ml Kuh-, Soja- oder Getreidemilch einrühren und in einer Trinkflasche zum Sport mitnehmen.

Tipp Für zu Hause vermixen Sie diese Sportmischung zusammen mit gefrorenen Beeren und Honig im Mixer. Oder Sie vermixen die Sportmischung mit 80 ml starkem Brühkaffee und 240 ml beliebiger heißer Milch in einem Mixer. Sie können die Pulvermischung zur Stärkung auch vor dem Training in 60 ml Wasser auflösen und trinken.

gegen Feuchtigkeitsverlust
Erfrischender Demulzentia-Tee

ca. 2 l
⏱ 5 Min. + 5 Std. Ziehzeit

2 TL getrockneter Indischer Wassernabel • 1 TL getr. Wilder-Indischer-Spargel-Wurzel • 2 TL getr. Klettenwurzeln (*Arctium lappa*) • ½ TL getr. Süßholzwurzel • 1 TL getr. Eibischwurzel • 1 TL getr. Vogelmieren-wurzel (*Stellaria dichotoma*) • 2 TL getr. Breitwegerichkraut (*Plantago major*) • 1 TL getr. Pfefferminzblätter • Wasser • Honig

● Alle Zutaten in einem Gefäß mischen.

● 2 l Wasser zum Kochen bringen und über die Mischung gießen. Verschließen.

● Tee 5 Std. oder über Nacht ziehen lassen.

● Abseihen und mit Honig süßen.

Tipp Sie können den Tee täglich trinken, aber mindestens 2 Tassen an 4 Tagen in der Woche. Demulzentia enthalten Schleimstoffe, die Haut und Gewebe zu einem besseren Feuchtigkeitsgehalt verhelfen.

kühlt sofort

Angenehmes Hitzewallungsspray

ca. 100 ml
⏱ 5 Min. + 2 Wochen Ziehzeit

ca. 10 g getrocknete Beifußblätter (*Artemisia argyum*) • ca. 10 g getr. Indisches Basilikumkraut • 1–2 EL getrocknete Lavendelblüten • 100 ml Biohamameliswasser

● Ein Gefäß zur Hälfte mit den Kräutern füllen.

● Das Gefäß mit Hamameliswasser ganz auffüllen. Verschließen.

● 2 Wochen ziehenlassen. Abseihen.

● In eine Sprühflasche füllen und bei Bedarf auf Arme, Beine oder wo gewünscht aufsprühen.

Tipp Für einen extra Kühleffekt können Sie die Flasche im Kühlschrank aufbewahren, ansonsten reicht Zimmertemperatur, da im Hamameliswasser für die Haltbarkeit Alkohol enthalten ist. Anstelle der Lavendelblüten können Sie auch Rosmarin oder eine Pfefferminz-/Rosmarinmischung verwenden.

bei Herzklopfen

Herzfreundlikör mit Weißdorn

ca. 350 ml
⏱ 15 Min. + 4 Wochen Ziehzeit

80 g getrockneter Weißdornbeeren • 1 TL gehackter frischer Ingwer • 3 angedrückte Kardamomkapseln • 1 halbierte Vanilleschote • 1 Zimtstange • 2 getrocknete Gewürznelken • Schale von 1 Biozitrone • 2 EL getrocknete Hibiskusblüten • 1 kleingeschnittener Apfel, ohne Kernhaus • 80 ml ungesüßter, reiner Granatapfelsaft • 100 ml Honig • 480 ml Weinbrand

● Kräuter, Gewürze und Apfel und Zitronenschale in ein verschließbares 1-Liter-Gefäß geben.

● Granatapfelsaft und Honig dazugeben und mit Weinbrand auffüllen.

● An einem dunklen, kühlen Ort 4 Wochen ziehen lassen, täglich umschütten.

● In eine Flasche abseihen und Likör innerhalb eines Jahres verbrauchen.

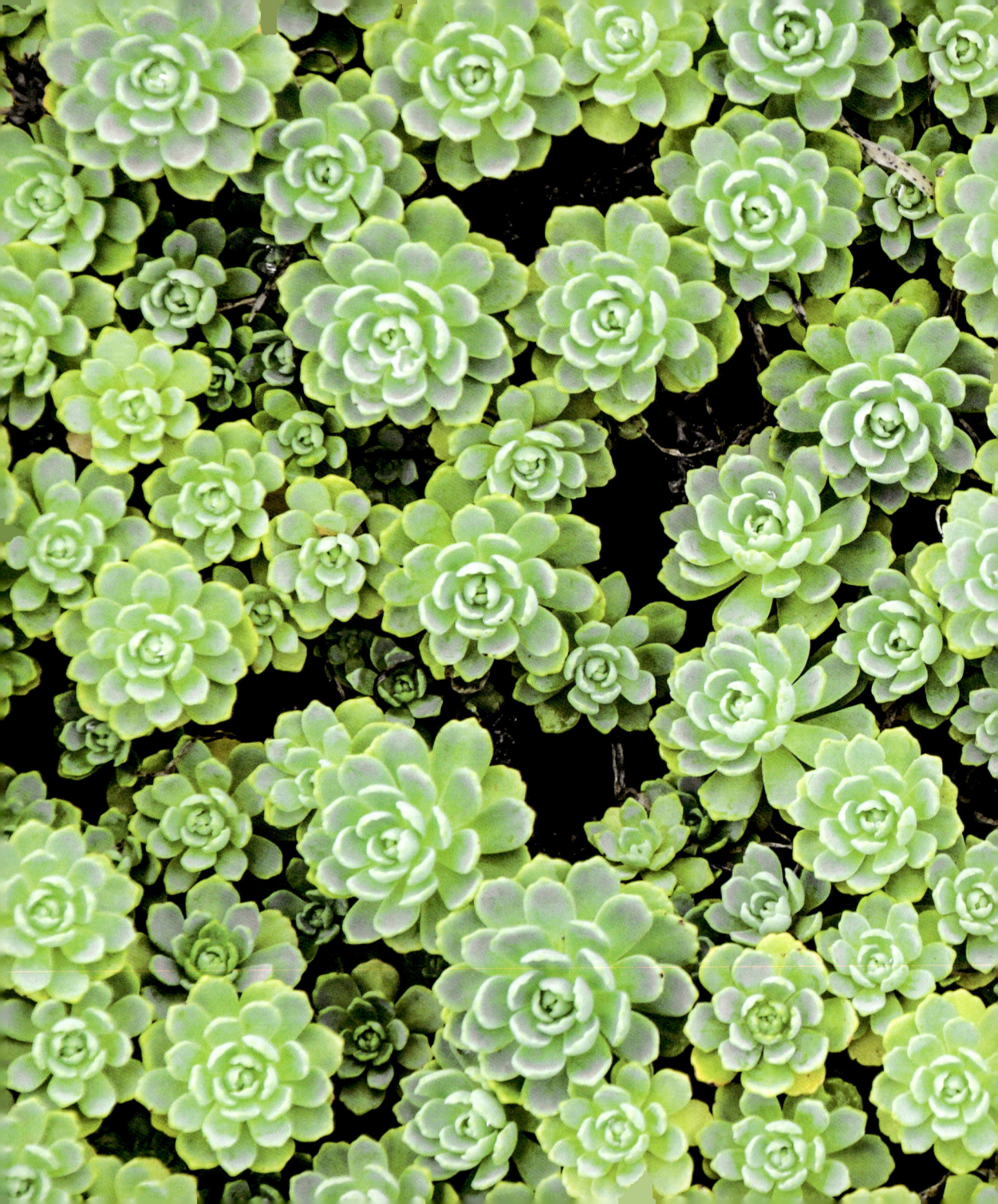

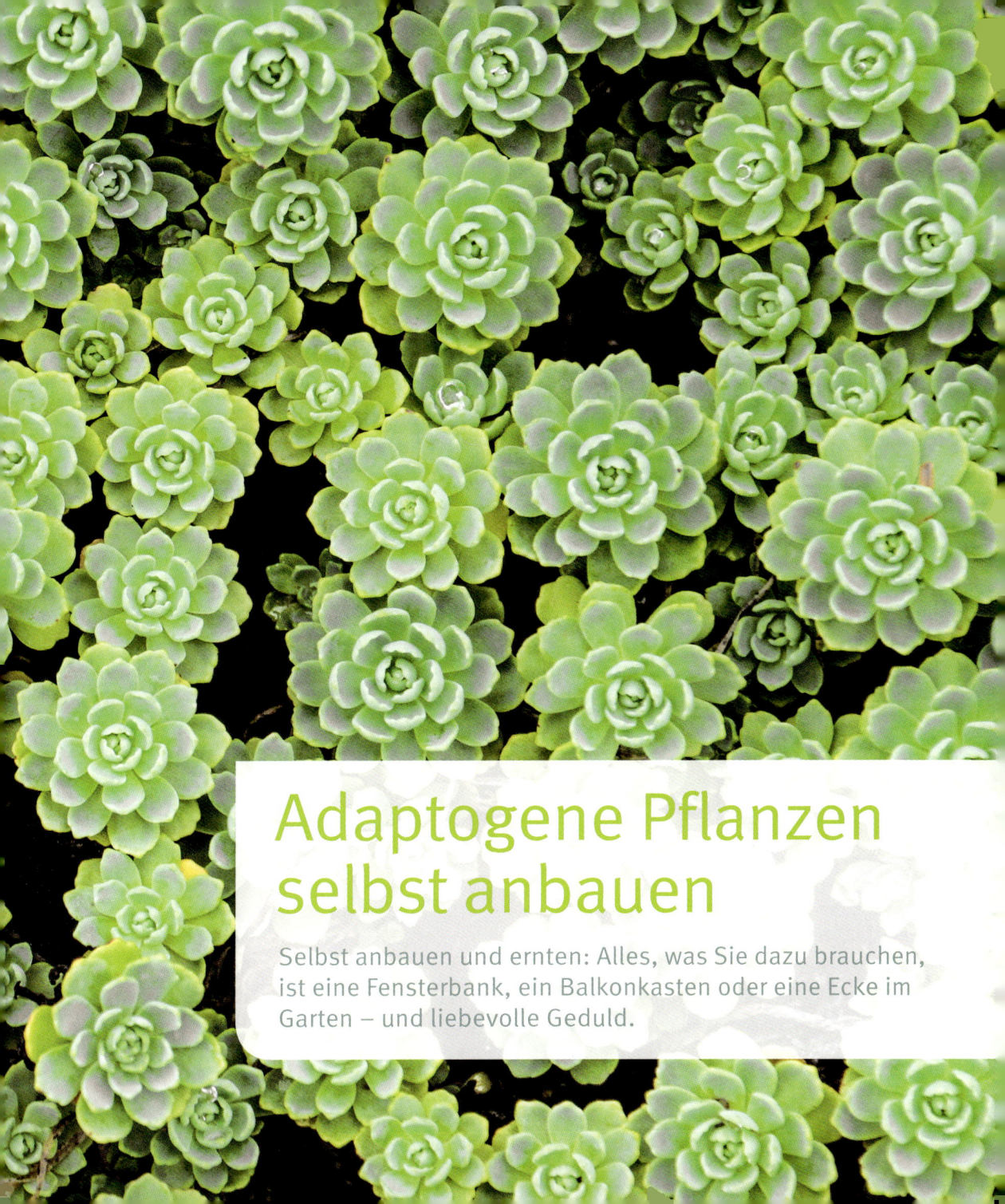

Adaptogene Pflanzen selbst anbauen

Selbst anbauen und ernten: Alles, was Sie dazu brauchen, ist eine Fensterbank, ein Balkonkasten oder eine Ecke im Garten – und liebevolle Geduld.

Ihr adaptogener Kräutergarten

Geeigneter Standort, richtige Erde, aus Samen und Sämlinge adaptogene Heilpflanzen ziehen: Selbst ohne grünen Daumen werden Sie hier für Ihre Mühe reichlich belohnt.

Einige der bedeutendsten adaptogenen Pflanzen sind langsam wachsende mehrjährige Pflanzen aus rauem Gebirgsklima, wie Ginseng oder Taigawurzel. Sie selbst anzubauen und dann in ausreichender Menge zu ernten, ist fast unmöglich. Auch Bäume wie Amla, Weißdorn und Seidenbaum würden Jahre benötigen, bis sie Früchte tragen, die Sie ernten und auch nutzen könnten.

Finden Sie daher auf den nachfolgenden Seiten Adaptogene, die leicht zu handhaben sind und gute Ernte versprechen, wie etwa Indisches Basilikum oder Kleines Fettblatt, die ihre medizinische Kraft in den oberirdischen Pflanzenteilen bergen.

Beginn der gärtnerischen Arbeit

Wenn Sie Ihren kleinen Medizinpflanzengarten anlegen, dann achten Sie genau darauf, welche Sorte Sie anbauen. Ob Wurzeln, Samen oder ganze Pflanzen: Beschaffen Sie sich Ihr Pflanzmaterial nur von seriösen Händlern aus kontrolliertem Anbau. Schauen Sie nach dem botanischen Namen der Pflanze, da sich die Gartenvarietäten in ihrer Wirkkraft von Heilpflanzen oft deutlich unterscheiden.

Samen Sie können die meisten Samen vorziehen und nach der Frostgefahr ins Freie bringen. Nutzen Sie dazu einen

Containergarten Sorgen Sie im Topfgarten für ausreichende Bewässerung. Die Container können Sie jedes Jahr wiederverwenden. Sie sollten sie aber reinigen und in einer Mischung aus 1 Teil Bleiche und 10 Teilen Wasser mehrere Stunden einweichen. Danach gut ausspülen und komplett trocknen lassen.

Stecklinge Zunächst reinigen Sie eine Gartenschere mit Alkohol. Schneiden Sie Stecklinge nur von solchen Pflanzen, die kräftig sind und frischen neuen Wuchs zeigen. Schneiden Sie 15 cm unterhalb der Spitze und vor einem sogenannten Nodium, dem verdickten Stängelbereich, aus dem sich Blätter bilden. Eventuelle Blüten, Knospen und einen Teil der Blätter entfernen. Den Steckling in ein Wasserglas stellen oder in befeuchtete Anzuchterde stecken. Das Wasser regelmäßig austauschen, den Blumentopf täglich wenig gießen.

bedeckten Tag, damit der Sonnenlichtschock nicht zu groß ist. Wenn Sie direkt vor Ort aussäen, muss der Boden für die beste Keimung bereits gut aufgewärmt sein. Viele Pflanzen wie z. B. Rosenwurz oder Brennnessel säen sich selbst aus und sorgen so im nächsten Jahr für eine Überraschung.

Erde Kaufen Sie die beste Pflanzenerde, die Sie sich leisten können, manche ist bereits mit einem Dünger versetzt. Die Pflanzen werden die Nährstoffe in einer Saison verbraucht haben. Für optimale Ergebnisse verwenden Sie eine gute Kräutererde, niemals Erde aus dem Garten.

Pflege Gießen Sie die Pflanzen nicht direkt von oben, da das zu Pilzkrankheiten führen kann. Geben Sie ihnen genug Abstand, damit Licht und Luft frei zirkulieren können.

Brennnessel (*Urtica dioica*)

Die große Brennnessel ist eine mehrjährige Staude, die im Winter oberirdisch abstirbt und im kommenden Frühjahr aus ihrer Wurzel wieder neu austreibt. Sie liebt nährstoffreiche, feuchte Böden mit einem pH-Wert zwischen 5,5 und 7,5. Für 1 000 Samen rechnen Sie etwa mit 2,10 €, eine acht cm hohe Jungpflanze im Topf kostet ca. 3,50 €.

Setzlinge ziehen Die Vorzucht im Haus beginnen Sie im späten Winter, etwa sechs Wochen vor dem letztmöglichen Frost. Dazu drücken Sie die Samen in eine zwei cm dünne Erdschicht. Nach 10–14 Tagen erscheinen die Keimlinge. Diese können Sie später mit einem Abstand von 20 cm auspflanzen.

Im Garten Die Brennnessel breitet sich durch Selbstaussaat aus, oft mehr, als man möchte. Daher wählen Sie den Auspflanzort mit Bedacht. Wenn in Ihrem Garten Kinder oder Haustiere spielen, dann sollten Sie den Brennnesselbereich mit einem Zaun abtrennen.

Brennnesselsamen ernten

Die weiblichen Brennnesseln produzieren Samen, die dicht an dicht in Rispen von der Pflanze hängen. Sie werden geerntet, wenn sie eine leichte Braunfärbung annehmen und nussig schmecken.
Tragen Sie zur Sicherheit Gartenhandschuhe und lange Ärmel. Im Frühherbst neigen Sie die Rispe in ein Gefäß und rubbeln sie – die reifen Samen rieseln hinein. Bei Wildernte nur 10–20 Prozent der Samen nehmen!

Die Samen können Sie im Garten ausbringen oder Sie trocknen sie für ein adaptogenes Gewürzsalz:
- Das Sammelgut an einem trockenen warmen, belüfteten Platz abstellen.
- Einige Tage stehen lassen und gelegentlich lockern. Durch ein grobes Sieb streichen, dabei nicht den Staub einatmen oder auf der Haut sammeln.
- Die Samen in einem Glas mit Schraubdeckel an einem kühlen, trockenen Platz aufbewahren.

Auf dem Balkon Nach den Eisheiligen (11.–15. Mai) können Sie die Brennnesselsamen direkt in Balkonkästen mit normaler Komposterde sähen, in voller Sonne oder im Halbschatten.

Chinabeere
(*Schisandra chinensis*)

Die mehrjährige Chinabeere gedeiht in leicht saurer Einheitserde mit einem pH-Wert von 5,0 und 6,0, die mit Sand oder Perlite vermischt ist, der die Wasserspeicherung optimiert. Für 15 Samen rechnen Sie etwa mit 4,00 €, eine neun cm hohe Jungpflanze im Topf kostet ca. 12,60 €.

Licht und Wasser Die Chinabeere liebt Licht, leidet aber unter Hitze, ein halbschattiger Standort ist für sie ideal. An einem vollsonnigen Ort braucht sie eine gute Mulchschicht als Bodenbedeckung. Sie verträgt weder Trockenheit noch Staunässe. Daher gießen Sie regelmäßig, aber erst, wenn die oberste Erdschicht abgetrocknet ist. Als schnell und stark wachsende Pflanze benötigt sie Gaben von Beeren- bzw. Obstdünger.

Setzlinge Setzlinge und junge Pflanzen können Sie im Frühling nach den Eisheiligen im Halbschatten auspflanzen. Dazu die Wurzel etwa fünf cm tief in den Boden setzen, sie muss komplett bedeckt sein. Zwischen den einzelnen Pflänzchen 7–12 cm Abstand lassen. Falls sie keine selbstfruchtende Sorte verwenden, nehmen Sie eine männliche Pflanze auf drei bis vier weibliche. Geerntet werden kann erst ab dem zweiten Jahr.

Vermehrung Sie können die Chinabeere durch Absenker, die von der Mutterpflanze auf den Boden hängen, vermehren oder durch Stecklinge nicht ganz junger, bereits leicht verholzter Triebe. Kaufen Sie eine selbstfruchtende Sorte, andernfalls benötigen Sie eine weibliche und eine männliche Pflanze, damit Sie Früchte ernten können. Die Vermehrung aus selbstgeernteten Samen ist schwierig, da die Samen, um keimfähig zu werden, eine Kaltphase von mehreren Wochen benötigen.

Im (Topf-)Garten Als Schlingpflanze braucht die Chinabeere eine Kletterhilfe. Sie kann an einem Spalier gezogen werden und eignet sich sehr gut zum Begrünen von Mauern oder Drahtzäunen. Jungpflanzen überwintern im ersten Winter im Kalthaus. Ab dem zweiten bis dritten Lebensjahr ist sie winterfest, sodass sie das ganze Jahr am einmal gewählten Standort verbleiben kann. Als Kübelpflanze auf dem Balkon sollten Sie die Chinabeere im Winter mit einer geeigneten Abdeckung schützen.

Guduchi
(Tinospora cordifolia)

Die mehrjährige Guduchi ist eine genügsame, ausdauernde Rankpflanze, die in ihrer Heimat am liebsten auf anderen Bäumen wächst. Am Boden begnügt sie sich mit Einheitserde. Ihre bohnenförmigen Samen sind hierzulande so gut wie nicht erhältlich, die besten Chancen hat, wer sich eine Jungpflanze bestellt. Für ein 8 cm großes Exemplar im Topf bezahlen Sie etwa 18,20 €.

Die Blattlose Vielleicht ist sie etwas exaltiert, denn manchmal wirft sie sämtliche Blätter ab. Sie sieht dann so aus, als ob sie eingehen würde – und gerade jetzt darf der Heimgärten nicht aufgeben. Guduchi verliert ihre Blätter und braucht es sehr warm, um im März bis April wieder auszutreiben. Nach wenigen Wochen entwickelt sie kleine frischgrüne Triebe und zarte Blättchen, die sich zu großen Herzen entfalten.

Im Wintergarten Als tropische Pflanze braucht Guduchi zum Wachsen viel Wärme und Feuchtigkeit. Sie will selbst im Sommer in unseren Breiten nur ungern ins Freie. Wer dies trotzdem wagt, muss sie unbedingt, wenn es nachts kühler als 15 Grad ist, wieder in Haus holen. Im Herbst topfen Sie Guduchi in einen größeren Topf um und geben ihr eine Extraportion Dünger. Zum Überwintern stellen Sie die Pflanze an einen hellen, warmen Platz, an dem sie keine direkte Heizungsluft bekommt. Übersprühen Sie Ihre Guduchi täglich mit Wasser.

Nährstoffe und Wasser In ihrer kurzen Vegetationsperiode von etwa Juni bis September benötigt Guduchi viele Nährstoffe. Ein handelsüblicher Blattpflanzendünger ist dazu völlig ausreichend. Sie verträgt viel Trockenheit, und in ihrer der blattlosen Winterruhe sollte sie fast gar nicht gegossen werden.

Vermehrung Stecken Sie unbelaubte Stängelstücke bei einer Lufttemperatur von 25–30 Grad in Anzuchterde. Bereits nach etwa zwei Wochen haben sich kleine Wurzeln entwickelt. Die Jungpflanzen brauchen manchmal mehrere Monate, bevor sie rasant loslegen und enorm wachsen. Einzelne Triebe können drei bis vier Meter lang werden.

Indisches Basilikum (*Ocimum Sanctum*)

Das einjährige Indische Basilikum muss jedes Frühjahr erneut ausgesät werden. Sie erhalten es als Saatgut, 100 Samen kosten etwa 2,80 €, oder als Jungpflanze für etwa 4,90 € pro Stück.

Setzlinge ziehen Die Aussaat sollte frühestens ab Februar/März erfolgen. Die kleinen schwarzen Basilikumsamen sind Lichtkeimer, bedecken Sie sie also nicht mit Erde. Legen Sie sie etwa ½ cm tief in die leicht angefeuchtete Erde und bedecken Sie die Anzuchtschale mit Plastikfolie. Stellen Sie die Schale an einen hellen Ort ohne direkte Sonneneinstrahlung und sprühen Sie die Erde immer wieder mit Wasser ein. Nach nur wenigen Tagen gehen die Samen auf und die ersten Keimblättchen werden sichtbar. Vereinzeln Sie die Setzlinge, sobald sie zwei bis drei vollständige Blattgruppen ausgebildet haben. Nun können Sie die Jungpflanzen im Verlauf von acht Wochen allmählich an direktes Sonnenlicht gewöhnen. Die pikierten Setzlinge pflanzen Sie in kleinen Gruppen etwa zwei cm tief in größere Tontöpfe gefüllt mit nahrhafter Erde, die mit Kompost und Hornspänen vermischt sein kann. Achten Sie darauf, dass die Erde stets feucht ist.

Im Garten, auf dem Balkon Wenn es sicher keinen Frost mehr gibt, fühlt sich das Basilikum auch draußen im Beet oder auf dem Balkon sehr wohl. Das Indische Basilikum ist empfindlich: Kälte, Nässe, kühler Wind schaden ihm. Es liebt die Wärme – ab 15 Grad und aufwärts – und einen Sonnenplatz, am besten mit acht Stunden Sonne am Tag. Im Garten oder auf dem Balkon genießt es direkte Morgen- und Abendsonne, bevorzugt aber ansonsten einen Sonnenschutz. Gönnen Sie ihm einen großen Topf, in dem es vor Schnecken sicher ist, und einen Platz, wo es vor Regen geschützt ist.

Die Ernte Hier gilt die einfache Regel: Je mehr geerntet wird, desto schneller bringt die Basilikumpflanze Nachschub hervor. Schneiden Sie stets nur die ganzen Blatttriebe ab, nicht einzelne Blätter. Wenn Sie die mittlere Triebspitze abschneiden, fördern Sie damit die Verzeigung und ein buschiges Wachstum. Die Blätter sofort von den Stängeln entfernen und im Schatten trocknen.

Indischer Wassernabel (*Centella asiatica*)

Der Indische Wassernabel ist eine mehrjährige, frostempfindliche Pflanze. Wie Erdbeeren bildet er Wurzelausläufer, aus denen neue Pflanzen sprossen. Sie erhalten ihn als Saatgut, 30 Samen kosten etwa 3,70 €, oder als Jungpflanze für etwa 6,30 € pro Stück.

Setzlinge ziehen Geben Sie die Samen in feuchte, leichte Anzuchterde in einem Pflanzcontainer mit Wasserablaufloch oder mischen Sie die Erde mit einer Drainageschicht aus Blähton. Gründlich wässern und von da an die Erde permanent feucht halten. Sobald die Setzlinge nach den Keimblättern die ersten richtigen Blätter tragen, können Sie sie vereinzeln. Geben Sie ihnen einige Monate Zeit, um kräftiger zu werden, und setzen Sie sie nach den Eisheiligen ins Freie.

Vermehrung Der Indische Wassernabel bildet Ableger, an denen sich oft Wurzeln entwickeln. Schneiden Sie diese Ausläufer ab und setzen sie in eine nährstoffarme Erde. Am Anfang ausreichend feucht halten, bis die Pflanzen genügend Wurzeln gebildet haben.

Licht, Wasser und Nährstoffe Es kann ein wenig dauern, bis der optimale Platz gefunden ist: nicht zu sonnig, nicht zu schattig und so warm wie möglich. Der Boden dieser feuchtigkeitsliebenden Pflanze darf nie vollständig austrocknen. In Topfkulturen genügt es, wenn Sie alle sechs bis acht Wochen einen stickstoffbetonten Dünger geben. Im Winter nur sehr eingeschränkt düngen.

Auf dem Balkon Jungpflanzen stellen Sie erst für einige Tage in ihren Originaltöpfen ins Freie. Sobald sie etwas abgehärtet sind, können Sie sie in die Balkoncontainer setzen. Geeignet sind flache Schalen, die das sumpfige und Humus-reiche Habitat nachbilden. Sehr schön ist Indischer Wassernabel in Pflanzampeln, wo er bis zu 80 cm lange Ausläufer bildet – Sie können ihn darin auch im Haus halten.

Im Garten Sollten Sie im Garten einen Teich mit Schattenbereich haben, können Sie den Indischen Wassernabel als Uferrandbepflanzung verwenden. Beim Hantieren mit Indischem Wassernabel sollten Sie sicherheitshalber Handschuhe tragen, da es zu Hautirritationen kommen kann.

Kleines Fettblatt (*Bacopa monnieri*)

Diese mehrjährige anspruchslose Stängelpflanze ist ein sehr schnell wachsendes Kraut. Sie kann gut bewässert an Land und auch im Aquarium bei Wassertemperaturen von 22–30 Grad – hier unter Wasser oder an der Wasseroberfläche – wachsen. Für 100 Samen rechnen Sie etwa mit 4,90 €, eine acht cm hohe Jungpflanze im Topf kostet ca. 3,50 €.

Licht und Erde Das Kleine Fettblatt hat einen hohen Lichtbedarf, nur kurzzeitig toleriert es schattige Standorte. Als Sumpfpflanze liebt es feuchte Böden, die humos und nährstoffreich sind. Als Topfpflanze nimmt es auch mit einer guten Kräutererde vorlieb.

Setzlinge ziehen Um das Kleine Fettblatt aus Samen zu kultivieren, benötigen Sie für die Anzuchtschale Unterhitze (Fensterbänke mit Heizung darunter), ein Zimmergewächshaus oder ein Minitreibhaus. Als Lichtkeimern reicht es den Samen, wenn sie nur ½ cm in die Aussaaterde gedrückt werden, die idealerweise eine Mischung aus nährstoffarmer, organischer Erde mit einem höheren Torfanteil

ist. Das Substrat muss feucht gehalten werden. Nach etwa zwei Wochen erscheinen die Keimlinge. Sobald diese das zweite Blattpaar entwickelt haben, wird es Zeit, sie zu pikieren. Nach dem Vereinzeln reichlich gießen.

Vermehrung Für die Vermehrung mit Stecklingen schneiden Sie einfach die Spitzen oder störende Triebe ab und stellen diese ins Wasser. Wechseln Sie das Wasser täglich und nach rund einer Woche sprießen die Wurzeln.

Im Garten, auf dem Balkon, drinnen Im Garten wächst das Kleine Fettblatt sowohl im Halbschatten als auch in der vollen Sonne. Es fühlt sich mit nassen Füßen sehr wohl, halten Sie Ihre Pflanze deshalb immer feucht. Überwintern Sie die nicht frostharte Pflanze an einem hellen und warmen Ort mit hoher Luftfeuchtigkeit, wie z. B. am sonnigen Fenster des Badezimmers, mäßig feucht halten.

Ernten Zupfen Sie einfach die gewünschte Menge an Blättchen ab und verwenden Sie sie gleich frisch oder bündeln Sie mehrere Stängel zu Trockensträußchen. Während der Winterruhe sollten Sie die Pflanze schonen und nichts ernten.

Kraut der Unsterblichkeit (*Gynostemma pentaphyllum*)

Die mehrjährige Kletterpflanze ist genügsam und pflegeleicht. Für 30 Samen rechnen Sie mit etwa 5,20 €, eine Jungpflanze im Topf gibt es ab ca. 6,30 €.

Licht und Erde Das Kraut der Unsterblichkeit liebt es sonnig bis halbschattig. Im Freien ist ein geschützter Standort ohne pralle Sonne ideal. Einen optimalen Wuchs dürfen Sie bei Temperaturen zwischen 15 und 30 Grad erwarten, eine Pflanze, so scheint es, wie gemacht für Zimmerkultur in einer Hängeampel. Gießen Sie sie alle drei bis fünf Tage, aber produzieren Sie keine Staunässe. Stutzen Sie die Ranken regelmäßig. Die Erde sollte eher humos sein, nicht zu lehmig.

Setzlinge ziehen Die Samen sind empfindlich und werden vor der Aussaat 24 Stunden in warmem Wasser eingeweicht. Geben Sie jeweils drei Samen in einen Topf, sodass sie von feuchter Anzuchterde nur geradeso bedeckt werden. Bei etwa 20 Grad Raumtemperatur benötigen die Samen zum Keimen zwei bis sechs Wochen.

Vermehrung Neben der Vermehrung durch Samen lässt sich das Kraut gut durch Stecklinge vegetativ vermehren. Stecken Sie dazu Triebspitzen, also Kopfstecklinge, in Aussaaterde. Nach etwa drei Wochen zeigen sich Wurzeln. Pflanzen Sie die Jungpflanzen im Frühjahr oder Sommer in den Garten oder in einen großen Topf.

Im Garten, auf dem Balkon, drinnen Als Zimmerpflanze kann das Unsterblichkeitskraut das ganze Jahr im Haus wachsen. Sie können es auch von Mai bis Oktober als Kübelpflanze für Balkon und Terrasse halten. Je größer der Topf, desto besser. Planen Sie mittelfristig mit etwa fünf Litern Erdvolumen. In jedem Fall braucht die Pflanze ein Rankgerüst. Im Garten ist sie nur bis minus 18 Grad winterhart und benötigt eine dicke Schutzschicht im Wurzelbereich. Überwintern Sie die Pflanze hell, bei 15–20 Grad.

Ernten Beginnen Sie mit der Blatternte erst, wenn die Pflanze eine Größe von ca. 45 cm erreicht hat. Ernten Sie komplette Triebspitzen, wobei ein Drittel des Triebes an der Pflanze verbleiben sollte, damit sie immer wieder neu austreibt. Die getrockneten Pflanzenteile bewahren Sie in einem Braunglas auf.

Rosenwurz (*Rhodiola rosea*)

Die mehrjährige Rosenwurz ist absolut winterhart. Für 300 Samen rechnen Sie mit etwa 4,90 €, eine acht cm hohe Jungpflanze im Topf gibt es ab ca. 7,00 €.

Licht und Erde Entsprechend ihrer alpinen Heimat möchte die Rosenwurz einen Standort in der prallen Sonne. Sie kommt mit Bodentypen wie Schotter, schwerem Ton und Moor-Lehm klar, eine leicht saure bis kalkarme Erde ist zu empfehlen. Sie sollte stark durchlässig sein und immer etwas feucht.

Setzlinge ziehen Vermischen Sie die feine Rosenwurzsaat mit Sand für eine gleichmäßige Verteilung in der Anzuchtschale. Streuen Sie die Mischung in eine Anzuchterde, die Wasser schnell abfließen lässt, und stellen Sie alles nach draußen. Herbst oder sehr zeitiges Frühjahr sind ideal, da Schnee, Regen und Temperaturschwankungen die Keimung stimulieren. Oder stellen Sie die Anzuchtschale für 90 Tage in den Kühlschrank.

Vermehrung Aus jungen, krautigen Trieben erhalten Sie nahezu identische Pflanzen mit den genetischen Eigenschaften der Mutterpflanze. Schneiden Sie immer dicht über oder unter einer Knospe oder einem Knospenpaar etwa zwei cm lange Blattstecklinge ab. Sie können auch die Staude selbst von Frühling bis Frühsommer teilen.

Im Garten, auf dem Balkon Die Rosenwurzkeimlinge wachsen langsam und wollen vor Sonne und Wind halbgeschützt werden. Sie leiden unter einem längere Zeit zu nassen bzw. zu trockenen Boden. Wenn sich nach ein bis zwei Monaten ein Stängel aus der Blattrosette schiebt, dürfen die Keimlinge mehr Sonne bekommen. Sie können pikiert werden, aber genauso gut für ein bis zwei Jahre in ihrer Jungpflanzenschale bleiben. In einem drainagefähigen Topf an einem sonnigen Platz auf Ihrer Terrasse kann die Rosenwurz den Winter draußen verbringen.

Ernten Nach drei bis fünf Jahren ist die Rosenwurz reif. Ernten Sie sie im März/April vor dem Frühjahrsaustrieb und pflanzen Sie die Knospen mit ein wenig Wurzelansatz wieder ein. So haben Sie gleichzeitig die Pflanze vermehrt. Die gereinigten Wurzeln schneiden Sie in kleine Stücke und dörren sie bei 40 Grad im Backofen.

Schlafbeere (*Withania somnifera*)

Die mehrjährige Schlafbeere ist eine vitale Pflanze, aber in unseren Breiten nicht winterhart. Sie eignet sich gut als Kübelpflanze im Zimmer oder Wintergarten. Hier kann sie bei 8–15 Grad auch überwintern. Für 100 Samen rechnen Sie mit etwa 2,80 €, für eine Jungpflanze im Topf ca. 5,60 €.

Licht, Erde und Wasser Die Schlafbeere steht gern sonnig bis halbschattig und trocken. Bei kühleren Temperaturen werden ihre Blätter gelegentlich gelb, sie treiben jedoch ab März/April wieder frischgrün aus. Für gutes Wachstum sollte der Boden-pH-Wert bei 7,5 bis 8 liegen. Die durchlässige Erde sollte mäßig trocken und mäßig nährstoffreich sein. Empfohlen wird Kräutererde mit einer Zugabe von 20 Prozent Quarz-Sand und Blähton. Sie sollten die Schlafbeere nur gießen, wenn die Pflanze durstig erscheint. Sie können sie täglich mit Wasser einsprühen, dürfen sie nie ganz austrocknen lassen.

Setzlinge ziehen Die Vermehrung erfolgt am besten durch Samen. Für die Aussaat können Sie von Anfang März bis Ende Mai die etwa 2 mm großen Samen nur leicht auf Anzuchterde andrücken, da sie Lichtkeimer sind. Sorgen Sie mit einem Zerstäuber für gleichmäßige Feuchtigkeit. Bei Temperaturen um 20 Grad erfolgt die Keimung nach 10–20 Tagen.

Im Garten, auf dem Balkon Nach etwa einem Monat pikieren Sie und nach dem letzten Frost dürfen die Setzlinge in nahrhafter Erde in Pflanzcontainern ins Freie, geschützt durch Glasglocken oder Ähnliches, bis sie stabil sind. Lassen Sie zwischen den einzelnen Setzlingen etwa 50–60 cm Abstand. Die erwachsene Pflanze wird zwischen 60 und 90 cm hoch. Im Sommer fühlt sie sich auf Terrasse oder Balkon in sonniger Lage in gut gedüngter Kübelpflanzenerde wohl.

Ernten Nach fünf bis sechs Monaten ist die Schlafbeere reif und bildet ihre an Kapstachelbeeren erinnernden, aber ungenießbaren Früchte aus, die Blätter beginnen einzutrocknen. Graben Sie die Wurzeln aus, das Grün schneiden Sie ab. Die gereinigten Wurzeln schneiden Sie in 7–10 cm große Stücke und dörren sie bei 40 Grad im Backofen.

Wilder Indischer Spargel (*Asparagus racemosus*)

Der mehrjährige Wilde Indische Spargel ist nur bis etwa minus sechs Grad winterhart. Da Jungpflanzen im Topf so gut wie nicht erhältlich sind, halten Sie sich an die Selbstaufzucht. Für 30 Samen rechnen Sie mit etwa 2,30 €.

Licht, Erde und Wasser Der Wilde Indische Spargel bevorzugt einen sandreichen, wasserdurchlässigen und nährstoffreichen Boden mit einem pH-Wert von 6 bis 6,7. Vor Frosteinbruch müssen Sie nur den Wurzelstock ausgraben und ihn in einem kühlen Keller frostfrei überwintern. Im folgenden Frühjahr können Sie ihn komplett oder auch nur einige Wurzeln dann erneut einpflanzen.

Setzlinge ziehen Der Wilde Indische Spargel kann im Frühjahr zwischen März und Juni durch Aussaat vermehrt werden. Säen Sie die Samen in reichhaltiger Anzuchterde etwa ½–1 cm tief aus und stellen Sie die Schale unter ein Pflanzlicht, da diese Samen Temperaturen von mindestens 22 Grad benötigen. Sehr wichtig für die Anzucht ist auch mäßige, aber gleichmäßige Feuchtigkeit.

Auf Terrasse und Balkon Nach etwa 35 Tagen werden die ersten Keimlinge sichtbar, Sie können pikieren und im Juni können Sie die Jungpflanzen dann auspflanzen. Planen Sie mit etwa 40 cm Abstand zwischen den einzelnen Pflanzen. Im Sommer fühlt sich der Wilde Indische Spargel auf der Terrasse oder dem Balkon an einem halbschattigen Standort in gut gedüngter Kübelpflanzenerde wohl. Mit einer Rankhilfe kann er bis zu drei Meter Höhe erreichen und Mauern begrünen. Platzieren Sie die Pflanze nach Süden oder Westen hin ausgerichtet.

Vermehrung Wilder Indischer Spargel lässt sich auch vegetativ vermehren. Stecken Sie dazu den unteren oder oberen Pflanzenteil einfach in Aussaaterde und gießen Sie ihn etwa 1 cm hoch ein. Nach etwa acht bis zehn Tagen zeigen sich die ersten Wurzeln.

Ernten Nach 18 Monaten können die Wurzeln im Herbst geerntet werden: Der Wilde Indische Spargel trägt an einem schlanken Stängel gleich ein ganzes Bündel sukkulenter Wurzeln. Sie können die gereinigten Wurzeln in kleine Stücke schneiden und bei 40 Grad im Backofen dörren.

Eine Übersicht über die Pflanzen, ihre Wirkweise und die passenden Rezepte

Adaptogene Pflanze	Wogegen wirkt sie?	Passende Rezepte
Amla	Alterung, vorschnell	Süßes Lebenselixier mit Amla (Seite 161) Schneller Muntermacher (Seite 158)
	Gewichtszunahme	Klärendes Trockenpeeling mit Amla (Seite 156)
	Kopfschmerzen	Kopfmassageöl mit Kleinem Fettblatt (Seite 144) Vitamin-C-Pastillen mit Amla (Seite 145)
	Magenbeschwerden	Kandierte Ingwerbonbons mit Amla (Seite 153)
Brennnessel	Gewichtszunahme	Schlankheits- und Detoxtee (Seite 155)
	Konzentrationsstörung	Vitamin-C-reiches-Dekokt (Seite 125)
	Libidomangel	Vitaminreicher Herzöffner (Seite 85)
	Müdigkeit	Rosa Gewürzsalz mit Brennnesselsamen (Seite 80) Herbes de Provence (Seite 83)
Chinabeere	Alterung, vorschnell	Sirup mit Chinabeeren (Seite 161)
	Angstzustände, leichte	Bittersüßer Tee für Sensible (Seite 96)
	Appetitlosigkeit	Goldgelbe Chinabeeren-Pastillen (Seite 145)
	Konzentrationsstörung	Vitamin-C-reiches-Dekokt (Seite 125)
	Müdigkeit	Eis am Stiel mit Kokos und Chinabeere (Seite 81)
	Nervosität	Wohltuender Tee fürs Nervenkostüm (Seite 128) Rhabarber-Chinabeeren-Sirup (Seite 129) Minzige Nervenwellness (Seite 130)
	Niedergeschlagenheit	Synergietinktur mit vier Adaptogenen (Seite 101)
	Rückenschmerzen	Kaltgebrauter Tee mit Indischem Basilikum (Seite 143)

Adaptogene Pflanze	Wogegen wirkt sie?	Passende Rezepte
	Schlafstörungen	Wohltuender Schlafbalsam (Seite 90) Abendshake mit Wassermelone (Seite 91) Traum-Tonikum (Seite 92) Goldene Mondmilch (Seite 93)
	Vergesslichkeit	Müsli mit Rose und Chinabeere (Seite 120)
	Wechseljahre	Haferplätzchen mit Chinabeeren (Seite 164)
Chinesischer Raupenpilz	Wechseljahre	Flexi-Formel mit Taigawurzel (Seite 166)
Ginseng	Appetitlosigkeit	Schnelle Paleo-Naschereien (Seite 79)
	Ausgebranntsein	Anregender Tee für einen ganzen Tag (Seite 108) Ginsengtee heiß/kalt (Seite 110)
	Erschöpfung	Energie-Cookies mit Ginseng (Seite 75) Eisgekühlter Matcha-Latte (Seite 76)
	Gereiztheit	Schokoladetrüffel (Seite 113) Ginseng-Avocado-Creme (Seite 114)
	Gewichtszunahme	Vitalisierendes Anti-Aging-Tonikum (Seite 157)
	Konzentrationsstörung	Salziger Datteldip mit Kokosnuss und Ginseng (Seite 123) Bunte Kugeln für mentale Energie (Seite 125)
	Magenbeschwerden	Thermostee mit Ginseng und Ingwer (Seite 154)
	Müdigkeit	Powerballs zum Durchstarten (Seite 80) Belebende Brühe mit Algen und Ginseng (Seite 82)
	Muskelverspannungen	Schokotörtchen mit Ginseng und Kurkuma (Seite 138) Lockernde Ginseng-Ingwer-Kompresse (Seite 140)
	Nervosität	Wohltuender Tee fürs Nervenkostüm (Seite 128) Vegane Pfannkuchen mit Ginseng (Seite 129)

Adaptogene Pflanze	Wogegen wirkt sie?	Passende Rezepte
	Niedergeschlagenheit	Hauselixir aus stimulierenden Tinkturen (Seite 102)
	Rückenschmerzen	Notfallbalsam für sofortige Linderung (Seite 143)
	Vergesslichkeit	Geniales Stimulanzpulver (Seite 121)
	Wechseljahre	Hibiskus-Heidelbeer-Gelee mit Ginseng (Seite 164)
Guduchi	Vergesslichkeit	Süßherbe Walnüsse (Seite 122)
Indisches Basilikum	Alterung, vorschnell	Nusskugeln mit Indischem Basilikum (Seite 158)
	Angstzustände, leichte	Tee mit Indischem Basilikum (Seite 98) Basilikum-Gesichtscreme Aurora (Seite 100)
	Ausgebranntsein	Frischsaft vom Indischen Basilikum (Seite 107) Fruchtige Mandelmilch (Seite 109)
	Gereiztheit	Blüten-Kräuterwasser (Seite 112) Rosiger Kräutertee (Seite 112) Essiggurkerl mit Indischem Basilikum (Seite 113) Schokoladetrüffel (Seite 113) Orangensorbet (Seite 114)
	Gewichtszunahme	Schlankheits- und Detoxtee (Seite 155)
	Hautprobleme	Körperpackung mit Papaya (Seite 163) Body-Butter mit Grüntee (Seite 163)
	Konzentrationsstörung	Vitamin-C-reiches-Dekokt (Seite 125)
	Magenbeschwerden	Belebender Feuer-Digestif mit Weißdorn (Seite 152) Sanfter Tee mit Indischem Basilikum (Seite 154)
	Müdigkeit	Rotes Gewürzsalz mit Indischem Basilikum (Seite 81) Herbes de Provence (Seite 83)

Adaptogene Pflanze	Wogegen wirkt sie?	Passende Rezepte
	Nervosität	Duftendes Schlafsäckchen mit fünf Kräutern (Seite 128) Minzige Nervenwellness (Seite 130) Pesto mit Indischem Basilikum (Seite 133)
	Niedergeschlagenheit	Synergietinktur mit vier Adaptogenen (Seite 101) Luxuriöses Badesalz (Seite 101) Würziger Happy-Chai (Seite 102)
	Rückenschmerzen	Entspannendes Kräuterbad mit Buttermilch (Seite 141) Schmerztinktur aus Indischem Basilikum (Seite 142) Kaltgebrauter Tee mit Indischem Basilikum (Seite 143)
	Schlafstörungen	Gutenachtkusstee mit Indischem Basilikum (Seite 92)
	Vergesslichkeit	Drink für besondere Denkleistung (Seite 119)
	Wechseljahre	Angenehmes Hitzewallungsspray (Seite 167)
Indischer Wassernabel	Ausgebranntsein	Kräuterbad für morgens (Seite 108) Kräuterbad für abends (Seite 109)
	Nervosität	Wohltuender Tee fürs Nervenkostüm (Seite 128)
	Vergesslichkeit	Klassisches Gedächtniselixier (Seite 118) Drink für besondere Denkleistung (Seite 119)
	Wechseljahre	Erfrischender Demulzentia-Tee (Seite 166)
Kleines Fettblatt	Angstzustände, leichte	Scharfes Chutney mit Kleinem Fettblatt (Seite 99)
	Konzentrationsstörung	Erfrischender Turbosmoothie (Seite 123) Indisches Linsengericht mit Kleinem Fettblatt (Seite 124)

Adaptogene Pflanze	Wogegen wirkt sie?	Passende Rezepte
Kraut der Unsterblichkeit	Kopfschmerzen	Kopfmassageöl mit Kleinem Fettblatt (Seite 144) Inhalierstift mit Lavendel (Seite 148) Roll-on mit Kleinem Fettblatt (Seite 147) Kräuterghee in Ayurvedatradition (Seite 149)
	Nervosität	Wohltuender Tee fürs Nervenkostüm (Seite 128)
	Vergesslichkeit	Gewürzte Buttermilch (Seite 118) Japanische Brain-Pizza (Seite 119)
	Wechseljahre	Süße Bällchen für Hirn und Hormone (Seite 165)
	Alterung, vorschnelle	Schneller Muntermacher (Seite 158) Grüner Smoothie (Seite 159) Bowle mit Kraut der Unsterblichkeit (Seite 159)
	Ausgebranntsein	Fruchtige Mandelmilch (Seite 109)
	Kopfschmerzen	Anti-Kopfschmerz-Tee mit Tinktur für unterwegs (Seite 146)
	Nervosität	Karmelitergeist mit Zitronenmelisse (Seite 130)
Macawurzel	Konzentrationsstörung	Bunte Kugeln für mentale Energie (Seite 125)
	Nervosität	Kräuterkaffee mit Taigawurzel (Seite 132)
	Niedergeschlagenheit	Hauselixir aus stimulierenden Tinkturen (Seite 102)
	Vergesslichkeit	Zoomkugeln (Seite 121)
	Wechseljahre	Stärkungsmittel Happyday (Seite 165)
Reishi	Angstzustände, leichte	Beruhigendes Sonnenscheintonikum (Seite 98)
	Gewichtszunahme	Stärkende Diätbrühe (Seite 155)

Adaptogene Pflanze	Wogegen wirkt sie?	Passende Rezepte
Rosenwurz	Ausgebranntsein	Quartett-Tonikum fortissimo (Seite 107) Kühle Kräuterkompresse (Seite 110)
	Erschöpfung	Temperamentvoller Rosenwurztrunk (Seite 74) Köstlich aromatisches Rosenwurzelixir (Seite 76)
	Konzentrationsstörung	Chai fürs Köpfchen (Seite 127) Pudding mit Rosenwurz und Hagebutten (Seite 127)
	Libidomangel	Schoko-Erotik-Elixir (Seite 87)
	Muskelverspannungen	Limettenlimonade für Sportlerinnen (Seite 140)
	Nervosität	Minzige Nervenwellness (Seite 130)
	Rückenschmerzen	Thermosalbe für den Rücken (Seite 142)
	Vergesslichkeit	Geniales Stimulanzpulver (Seite 121) Zoomkugeln (Seite 121) Fruchtlederlollies mit Rosenwurz (Seite 122)
Schlafbeere	Alterung, vorschnelle	Schokoladige Betthupferl mit Schlafbeere (Seite 91) Schneller Muntermacher (Seite 158) Powersuppe mit geröstetem Blumenkohl (Seite 160)
	Angstzustände, leichte	Bonbons mit Schlafbeere (Seite 97) Hot Chocolate (Seite 97) Beruhigendes Sonnenscheintonikum (Seite 98)
	Ausgebranntsein	Quartett-Tonikum fortissimo (Seite 107) Kühle Kräuterkompresse (Seite 140)
	Gewichtszunahme	Stärkende Diätbrühe (Seite 155) Fußmassage mit Schlafbeerenöl (Seite 156)
	Konzentrationsstörung	Kraftbrühen für Studierende jeden Alters (Seite 126)
	Kopfschmerzen	Studentenfutter mit Schlafbeere (Seite 147)

Adaptogene Pflanze	Wogegen wirkt sie?	Passende Rezepte
	Libidomangel	Feinpfeffriges Stärkungstonikum (Seite 84) Schneller Tee mit Schlafbeere (Seite 85) Liebeszauber-Sesamkugeln (Seite 86)
	Muskelverspannungen	Himmlisches Körperöl (Seite 136) Muskelwohlbad (Seite 137) Smoothie für die Muskelregeneration (Seite 136)
	Nervosität	Minzige Nervenwellness (Seite 130) Kurkumagelbes Popcorn mit Schlafbeere (Seite 131) Softiges Kühlschrank-Karamell (Seite 131) Goldene Milch mit Schlafbeere (Seite 133)
	Niedergeschlagenheit	Synergietinktur mit vier Adaptogenen (Seite 101) Hauselixir aus stimulierenden Tinkturen (Seite 102)
	Rückenschmerzen	Safran-Schlafbeeren-Nachttrunk (Seite 141)
	Schlafstörungen	Schlummertrunk mit Schlafbeere (Seite 89) Chai-Gewürzmilch (Seite 89) Wohltuender Schlafbalsam (Seite 90) Mondmilch mit Lavendel (Seite 90) Traum-Tonikum (Seite 92)
	Vergesslichkeit	Zoomkugeln (Seite 121)
	Wechseljahre	Stärkungsmittel Happyday (Seite 165) Flexi-Formel mit Taigawurzel (Seite 166)
Seidenbaum	Gereiztheit	Glyzerit mit Seidenbaumblüten (Seite 111) Tinktur vom Seidenbaum (Seite 115) Liebliche Himbeer-Seidenbaum-Mousse (Seite 115)
Taigawurzel	Alterung, vorschnelle	Exotischer Löffel-Honig (Seite 157)
	Ausgebranntsein	Frühstückskekse mit Taigawurzel (Seite 106) Quartett-Tonikum fortissimo (Seite 107) Kühle Kräuterkompresse (Seite 110)

Adaptogene Pflanze	Wogegen wirkt sie?	Passende Rezepte
	Erschöpfung	Taigawurzel-Kurkuma-Kugeln (Seite 74) Sommerlicher Kräuterpunsch (Seite 75)
	Gewichtszunahme	Schlankheits- und Detoxtee (Seite 155) Stärkende Diätbrühe (Seite 155)
	Konzentrationsstörung	Kraftbrühen für Studierende jeden Alters (Seite 126)
	Libidomangel	Liebeszauber-Sesamkugeln (Seite 86) Romantischer Tee für zwei (Seite 86)
	Muskelverspannungen	Schmerzbalsam mit Sonnenkraft (Seite 139)
	Nervosität	Kräuterkaffee mit Taigawurzel (Seite 132)
	Niedergeschlagenheit	Synergietinktur mit vier Adaptogenen (Seite 101)
	Vergesslichkeit	Geniales Stimulanzpulver (Seite 121) Zoomkugeln (Seite 121)
	Wechseljahre	Flexi-Formel mit Taigawurzel (Seite 166)
Tragant	Appetitlosigkeit	Schnelle Paleo-Naschereien (Seite 79)
Wilder Indischer Spargel	Alterung, vorschnell	Schneller Muntermacher (Seite 158) Powersuppe mit geröstetem Blumenkohl (Seite 160)
	Appetitlosigkeit	Mandelmilch mit Wildem Indischem Spargel (Seite 109) Orientalische Rote-Linsen-Suppe (Seite 77) Supertonikum mit Wildem Indischem Spargel (Seite 78) Schnelle Paleo-Naschereien (Seite 79)
	Gereiztheit	Schokoladetrüffel (Seite 113)
	Hautprobleme	Extrafeine Gesichtsmaske mit Mineralerde (Seite 162) Wund- und Heilbalsam (Seite 162)

Adaptogene Pflanze	Wogegen wirkt sie?	Passende Rezepte
	Kopfschmerzen	Getränk für Göttinnen (Seite 145) Gesichtsdampfbad à la Spa (Seite 148)
	Libidomangel	Teeaufguss für mehr Liebeskraft (Seite 84) Romantischer Tee für zwei (Seite 86) Männertee (Seite 88) Kokospralinés (Seite 88)
	Muskelverspannungen	Himmlisches Körperöl (Seite 136)
	Nervosität	Minzige Nervenwellness (Seite 130)
	Niedergeschlagenheit	Bodypeeling mit Wildem Indischem Spargel (Seite 103)
	Schlafstörungen	Goldene Mondmilch (Seite 93) Harmonisierende Gesichtsmaske (Seite 162)
	Wechseljahre	Süße Bällchen für Hirn und Hormone (Seite 165) Erfrischender Demulzentia-Tee (Seite 166)
Weißdorn	Libidomangel	Vitaminreicher Herzöffner (Seite 85) Liebeszauber-Sesamkugeln (Seite 86)
	Magenbeschwerden	Belebender Feuer-Digestif mit Weißdorn (Seite 152)
	Niedergeschlagenheit	Schnelles Weißdorn-Oxymel (Seite 104) Würziger Happy-Chai (Seite 102) Gute-Laune-Gummibärchen (Seite 105)
	Wechseljahre	Herzfreundlikör mit Weißdorn (Seite 167)

Service

Literatur zum Weiterlesen

Cech, Richo: **Making Plant Medicine**, Horizon Herbs LLC 2014 (Kindle edition)

Grainger, Paula: **Adaptogene.** Die 20 Super-Pflanzen für mehr Ausdauer, Kraft und Resilienz, VAK 2019

Groves, Maria Noel: **Die geheime Heilkraft der Pflanzen.** Den Körper ganzheitlich stärken, heilen und sich gut fühlen, TRIAS 2019

Johnson, Rebecca L.; Foster, Steven; Low Dog, Tieraona: **National Geographic guide to medicinal herbs**, National Geographic 2010

Leutnant, Natalia: **Ginseng, Taigawurzel, Rosen-wurz. Adaptogene – Wunderheilpflanzen für die heutige Zeit,** AT 2018

Winston, David; Maimes, Steven: **Adaptogens**, Healing Arts Press 2007

Yance, Donald R.: **Adaptogens in Medical Herbalism,** Healing Arts Press 2013

Entspann dich Deutschland – TK Stressstudie 2016
Zu finden unter: https://www.tk.de/resource/blob/2026630/9154e4c71766c410dc859916aa798217/tk-stressstudie-2016-data.pdf

Wissenschaftliche Aufsätze

Panossian, Alexander; Wagener H. (2011): **Adapto-gens**. A Review of their History, Biological Activity, and Clinical Benefits. Herbal Gram 90, S. 52–63.
Zu finden unter: http://cms.herbalgram.org/herbalgram/issue90/Feat_Adaptogens.html?ts=1553107545&signature=f3694fde4af7a1f1279a9f73c62e78dc

Liao, Lian-ying et al. (2018): **A preliminary review of studies on adaptogens:** comparison of their bio-activity in TCM with that of ginseng-like herbs used worldwide. Chinese Medicine 13, o. S.
Zu finden unter: https://www.ncbi.nlm.nih.gov/pubmed/30479654

Ray, A. et al. (2016): **Stress, Adaptogens and Their Evaluation: An Overview**. J Pharma Reports 1: 110. o. S.
Zu finden unter: https://www.longdom.org/open-access/stress-adaptogens-and-their-evaluation-an-overview-jpr-1000110.pdf

European Medicines Agency (2008): **REFLECTION PAPER ON THE ADAPTOGENIC CONCEPT,** S. 1–6.
Zu finden unter: https://www.ema.europa.eu/en/documents/scientific-guideline/reflection-paper-adaptogenic-concept_en.pdf

Internetseiten

Jungpflanzen- und Saatgut:
www.kraeuter-und-duftpflanzen.de
www.templiner-kraeutergarten.de

Reine adaptogene Pulver:
www.terraelements.de

Getrocknete adaptogene Kräuter, Wurzeln, Beeren:
www.meine-teemischung.de
(Hofapotheke St. Afra, Augsburg)

Stichwortverzeichnis

Rezeptverzeichnis

Liebe Leserin, lieber Leser,

hat Ihnen dieses Buch weitergeholfen? Für Anregungen, Kritik, aber auch für Lob sind wir offen. So können wir in Zukunft noch besser auf Ihre Wünsche eingehen. Schreiben Sie uns, denn Ihre Meinung zählt!

Ihr TRIAS Verlag

Kontakt: kundenservice.thieme.de

Lektorat TRIAS Verlag
Postfach 30 05 04
70445 Stuttgart

Abonnieren Sie unsere Newsletter:
www.trias-verlag.de/newsletter

Besuchen Sie uns auf facebook
www.facebook.com/ trias.tut.mir.gut

Besuchen Sie uns auf facebook
www.facebook.com/ mama.mag.trias

Folgen Sie uns auf Instagram
www.instagram.com/ trias_verlag

Lassen Sie sich inspirieren
www.pinterest.com/ triasverlag

Bibliografische Information der Deutschen Nationalbibliothek
Die Deutsche Nationalbibliothek verzeichnet diese Publikation in der Deutschen Nationalbibliografie; detaillierte bibliografische Daten sind im Internet über http://dnb.d-nb.de abrufbar.

Programmplanung: Katja Liese
Projektmanagement: Anja Bippus
Redaktion: Magdalena Kieser, Berlin
Bildredaktion: Christoph Frick, Caroline Merdian
Umschlaggestaltung und Layout:
CYCLUS Visuelle Kommunikation, Stuttgart

Bildnachweis
Umschlagfoto und Bild S. 3: Meike Bergmann, Berlin
Fotos im Innenteil:
adobe.stock.com: S. 4/5, 168/169 blende11.photo;
6 Studio KIVI; 8/9 taira42; 31 Marie; 34 oilslo;
35 Anna_ok; 36/37 Pixemixel; 41 natmat; 43 ThKatz;
45 geshas; 47 Thorsten Schier; 49 cheri131;
51 winlyrung; 53 Korn V.; 55 Sutipond Stock;
57, 70/71 shanekittikul; 59 hjschneider; 61 FomaA;
63 Prashant ZI; 65 Liudmila; 67 JRJfin; 69 praisaeng.
Andreas Brücklmair: S. 2
Zeichnungen: Grafikbüro Schaaf, Germersheim

1. Auflage 2020

© 2020 TRIAS Verlag in Georg Thieme Verlag KG, ein Unternehmen der Thieme Gruppe, Rüdigerstraße 14, 70469 Stuttgart

Printed in Germany

Satz und Repro: Reemers Publishing Services, Krefeld
gesetzt in Adobe InDesign CC 2019
Druck: AZ Druck und Datentechnik GmbH, Kempten

Gedruckt auf chlorfrei gebleichtem Papier

ISBN 978-3-432-11000-4

Auch erhältlich als E-Book:
eISBN (ePub) 978-3-432-11001-1

1 2 3 4 5 6

Wichtiger Hinweis: Wie jede Wissenschaft ist die Medizin ständigen Entwicklungen unterworfen. Forschung und klinische Erfahrung erweitern unsere Erkenntnisse. Ganz besonders gilt das für die Behandlung und die medikamentöse Therapie. Bei allen in diesem Werk erwähnten Dosierungen oder Applikationen, bei Rezepten und Übungsanleitungen, bei Empfehlungen und Tipps dürfen Sie darauf vertrauen: Autoren, Herausgeber und Verlag haben große Sorgfalt darauf verwandt, dass diese Angaben dem Wissensstand bei Fertigstellung des Werkes entsprechen. Rezepte werden gekocht und ausprobiert. Übungen und Übungsreihen haben sich in der Praxis erfolgreich bewährt.

Eine Garantie kann jedoch nicht übernommen werden. Eine Haftung des Autors, des Verlags oder seiner Beauftragten für Personen-, Sach- oder Vermögensschäden ist ausgeschlossen.

Geschützte Warennamen (Warenzeichen) werden nicht besonders kenntlich gemacht. Aus dem Fehlen eines solchen Hinweises kann also nicht geschlossen werden, dass es sich um einen freien Warennamen handelt.

Datenschutz
Wo datenschutzrechtlich erforderlich, wurden die Namen und weitere Daten von Personen redaktionell verändert (Tarnnamen). Dies ist grundsätzlich der Fall bei Patienten, ihren Angehörigen und Freunden, z. T. auch bei weiteren Personen, die z. B. in die Behandlung von Patienten eingebunden sind.

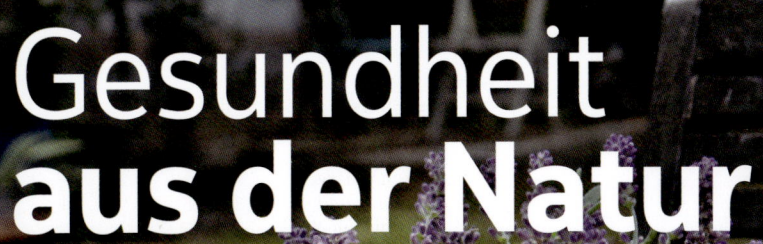
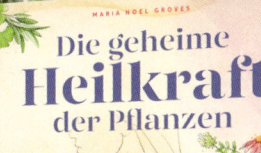
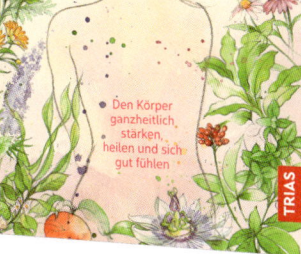
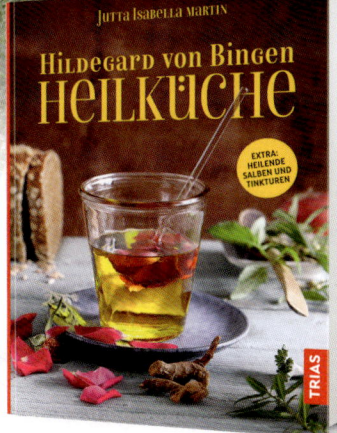
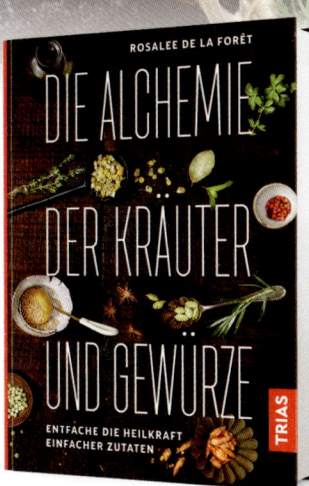

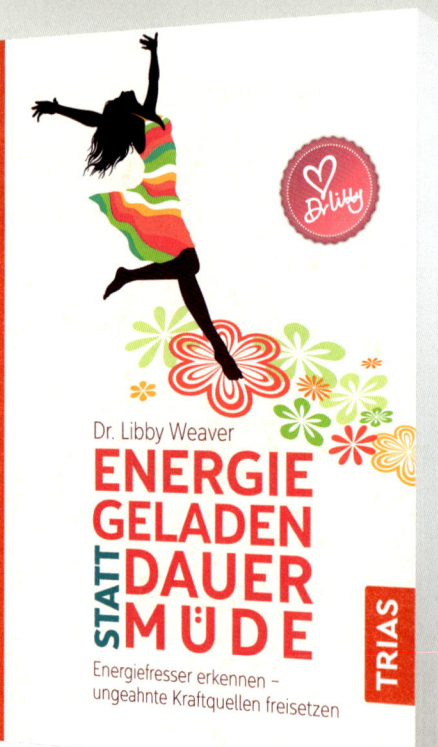
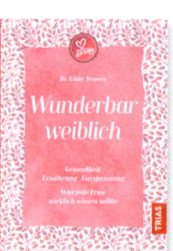
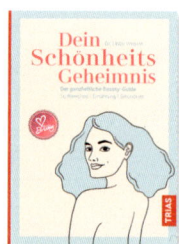